Il digiuno intermittente 16/8

Ricette Deliziose & Piano Alimentare per 3 Settimane

Perdi Peso con il Metodo Innovativo del Digiuno Intermittente 16/8

Di Jason Cooper

Clausola di non responsabilità

Tutti i contenuti sono di proprietà di ©Jason Cooper, 2019. Tutti i diritti sono riservati a livello mondiale. Nessuna parte di questo documento o dei materiali allegati può essere riprodotta o trasmessa in qualsiasi forma, con qualsiasi mezzo (elettronico, fotocopie, registrazione o altrimenti) senza il previo permesso dell'autore/editore. Le informazioni e ricette contenute nell'eBook di 'Digiuno Intermittente 16/8' sono basate sulle ampie ricerche condotte dall'autore. A nostra conoscenza, le fonti usate per la ricerca sono credibili e autentiche. Il programma nutrizionale è pensato per uomini e donne sani nella media, senza problemi di salute. Prima di usare questo libro, consultare un dottore. In nessun caso l'autore sarà ritenuto responsabile per qualsiasi danno diretto, indiretto, accidentale, sanzionatorio o conseguente al servizio, ai materiali e ai prodotti contenuti nell'opera. Questo eBook non sostituisce un parere professionale di un nutrizionista o un medico.

Indice

Introduzione

Il mondo della perdita di peso e in generale della salute e del benessere può essere disorientante. Sembra che ogni singola settimana ci sia una nuova dieta del momento, o un'altra aggiunta a qualcosa che pensavamo di aver finalmente capito! Chi ha detto che essere salutari è facile?

Per chiunque voglia perdere peso, è importante trovare il tipo giusto di dieta adatto ai propri bisogni. In molti sensi, il tipo 'giusto' di dieta non sarà affatto una dieta, ma piuttosto una modifica dello stile di vita, che ti aiuterà non solo a perdere peso e diventare più sano, ma anche a riuscire a mantenere nel tempo quei cambiamenti.

Sembra che al momento il cambiamento di stile di vita più popolare sia quello dato dalla combinazione di pochi carboidrati e molti grassi, ma non funziona per tutti. Dover contare i carboidrati e le proteine e assicurarsi di mangiare abbastanza grassi può richiedere molto tempo, e questo tipo di regime alimentare e il cambiamento nello stile di vita ad esso associato non sono facili da incorporare nella tua routine.

C'è un'altra opzione.

Hai mai sentito parlare del digiuno intermittente?

La parola 'digiuno' scoraggia molte persone, ma questa routine è molto più semplice di quanto potresti pensare, e apporta alcuni effetti molto benèfici alla tua salute; ovviamente, uno di quei benefìci è la perdita di peso.

Questo libro è pensato per chiunque voglia diventare più salutare, avere più energia, portare indietro le lancette dell'orologio dell'invecchiamento, così come per chiunque voglia perdere peso e continuare a vedere un numero salutare sul display della bilancia. Prima di tutto, parleremo di cosa sia il digiuno intermittente, e ne esploreremo i molti benefìci. Ovviamente, vogliamo darti più informazioni possibili, e ciò significa mostrare entrambi i lati della medaglia; a tal proposito, affronteremo anche alcuni dei possibili lati negativi. Se hai tutte le informazioni a disposizione, puoi prendere una decisione informata su quale sia il metodo migliore per te.

Se fai una ricerca online sui diversi tipi di digiuno intermittente, vedrai una lunga lista di metodi. Questo libro non ti darà un'enorme quantità di scelte: in realtà, ti offrirà la più semplice da seguire, la più facile da incorporare nel tuo stile di vita, e cioè il metodo 16:8. Parleremo degli altri metodi per completezza, ma il 16:8 è sicuramente il metodo che sceglieremmo se fossimo noi a prendere la decisione. Capirai il perché quando ne parleremo più in dettaglio: troverai infatti un capitolo dedicato agli altri metodi di digiuno intermittente, così come i loro pro e contro, perché siamo fornitori di informazioni responsabili che vogliono darti tutti i fatti, e tu sei un adulto che può prendere le proprie decisioni.

Alla fine del libro troverai anche un capitolo in più, un regalo per te da parte nostra, per così dire! Si tratta di 20 ricette deliziose e semplici da ricreare, che potranno essere incorporate facilmente nel tuo nuovo stile di vita 16:8, che tu scelga di prepararle regolarmente o meno. L'idea è che tu possa vedere quanto questo stile di vita sia semplice da seguire, e come in realtà non ti ponga alcuna restrizione. Tutto ciò che devi fare è mangiare in maniera più sana e provare nuove cose come risultato. Non è così difficile, specialmente quando inizi a percepirne i benefici. La perdita di peso, la salute e il benessere in generale tendono a dare dipendenza una volta che li provi!

Se a questo punto ti sembra che tutto ciò ti stia confondendo, non preoccuparti. Diventerà tutto abbondantemente chiaro man mano che procederai con la lettura di questo libro, e con il conseguente aumento della tua comprensione. Allo stesso tempo, dovrebbe aumentare anche il tuo entusiasmo!

Ora, siediti comodo e rilassati. Stai per intraprendere un viaggio verso la salute e il benessere totali, e sarà molto più semplice di quanto potresti pensare.

Capitolo 1: Cos'è il Digiuno Intermittente?

Il digiuno è sempre esistito, sin da quando gli uomini hanno iniziato ad abitare sulla Terra. A volte non realizziamo di stare digiunando, altre volte sì, ma il digiuno c'è sempre stato.

Il digiuno non causa una cattiva salute. Il digiuno non causa morte. Il digiuno non è pericoloso. I cavernicoli digiunavano per via della mancanza di cibo e per necessità di conservazione, e molte pratiche religiose incoraggiano il digiuno, come nel mese santo del Ramadan dei musulmani e nella Quaresima cristiana. In poche parole, digiunare non è una pratica fuori dall'ordinario, e il corpo umano è più che capace di sopravvivere senza cibo per brevi periodi di tempo. Il tuo corpo digiuna naturalmente durante la notte, quando dormi!

Prima di iniziare, devi cancellare dalla tua mente l'idea che digiunare sia pericoloso. Il digiuno è sicuro, sempre che tu segua le regole e mangi quando dovresti. C'è una grande differenza fra digiunare e patire la fame. Quando patisci la fame, lo fai perché stai scegliendo di non mangiare. È una pratica pericolosa ed è legata a una miriade di serie preoccupazioni per la salute.

A parte questo avvertimento, scaviamo un po' più in profondità nel mondo del digiuno intermittente per spiegare cosa sia esattamente.

Il digiuno intermittente, come suggerisce il nome, è la pratica di digiunare a intermittenza durante il corso del giorno. È un ciclo di mangiare-digiunare, e un punto a favore è che non ci sono regole in termini di cosa puoi e non puoi mangiare, purché tu tenga sempre a mente la tua salute generale. Per questo motivo, il digiuno intermittente è il modello alimentare privilegiato da molti. Puoi comunque goderti un'occasionale barretta di cioccolato se vuoi, ma devi mantenere una certa moderazione e farlo solo all'interno del periodo di tempo in cui è permesso mangiare. Praticamente, il digiuno intermittente non ti dice cosa mangiare, ma quando mangiare.

Mentre molte cosiddette diete sono restrittive in termini di vita sociale – per esempio, potresti trovare difficile uscire a cena con i tuoi amici perché ti preoccupa che potresti mangiare troppo -, il digiuno intermittente non comporta quel problema. Finché programmi l'uscita perché coincida con il periodo giusto, puoi andare a mangiare quello che voi, nei limiti del ragionevole. Ovviamente non puoi mangiare tre pizze solo perché non ci sono regole, ma un paio di fette vanno bene!

Ci sono molti tipi diversi di digiuno intermittente, e l'unica differenza importante fra di essi è quando puoi mangiare. Non ci sono regole in termini di cosa puoi mangiare; queste tipologie ti permettono di mangiare in momenti diversi, o per diversi periodi di tempo. Per esempio, alcune potrebbero suggerire un giorno intero di digiuno, forse per due volte a settimana, mentre altre ti chiederanno semplicemente di digiunare per un tot di ore ogni giorno. In questo caso, devi scegliere la tipologia più adatta al tuo stile di vita. Questo libro tratterà il metodo di digiuno intermittente 16:8, e nel prossimo capitolo ti spiegheremo cosa significa. Per ora ti serve sapere solo che è probabilmente il metodo di digiuno intermittente più semplice in circolazione, e per questo è anche verosimilmente il più popolare.

La domanda più comune riguardo il digiuno intermittente riguarda la fame. Di sicuro avrai sempre molta fame durante il periodo di digiuno? In realtà, no! Durante il digiuno, puoi comunque bere acqua, caffè e tè senza zucchero, e qualsiasi altra bevanda a zero calorie, e spesso queste cose sono sufficienti per superare tutti i piccoli attacchi di fame che potresti avere. Ovviamente appena inizierai a digiunare noterai poche differenze in termini di fame, ma solo perché il tuo corpo ha bisogno di abituarsi alla nuova routine. La maggior parte delle persone afferma che una volta che si sono abituate al nuovo metodo di digiuno intermittente non notano più la fame, e di solito hanno più energia durante i periodi di digiuno! Strano ma vero.

Cosa Succede al Corpo Durante un Digiuno?

Il digiuno intermittente (a volte abbreviato in IF, dall'inglese "intermittent fasting") è così popolare per via dei suoi benefici per la salute, nonché per l'incremento della perdita di peso.

Quando eviti di mangiare anche solo per un periodo di tempo breve, cambiano molti processi corporei. Ciò avviene perché il tuo corpo improvvisamente pensa 'aspetta un attimo, dov'è il cibo?', e inizia ad andare nel panico perché potrebbe non ricevere niente da quel momento in poi. Questo dà il via a dei processi che in realtà aiutano il corpo a prosperare e sopravvivere in tali circostanze. Questi processi hanno tutti a che fare coi geni, i sistemi di riparazione delle cellule e gli ormoni, che come risultato ti danno anche energia in più.

La glicemia e l'insulina (un ormone associato all'aumento di peso) si riducono piuttosto drasticamente, e viene attivato l'interruttore che brucia grasso. Ciò significa che stai effettivamente bruciando grasso per ottenere energia invece dei carboidrati, che di solito sono le sostanze che il corpo consuma per prime. Le calorie vengono limitate naturalmente, semplicemente perché trascorri più tempo senza mangiare (digiuno), e ciò conduce già di per sé a una perdita di peso. Certo, significa che devi stare attento a non mangiare troppo durante l'intervallo in cui puoi mangiare.

Parleremo a breve dei benefici del digiuno intermittente, ma in termini di cosa succeda all'interno del tuo corpo, stai praticamente creando un deficit calorico che si presta alla perdita di peso, mentre dà il via a dei processi metabolici che aiutano i tuoi livelli di energia e il tuo benessere generale.

Tutto sommato, il digiuno intermittente è una tattica vincente!

I Benefici del Digiuno Intermittente

Il digiuno intermittente ha molti benefici scientifici che di sicuro spingono a seguire uno dei metodi disponibili. Di seguito sono elencati i principali.

- **Potrebbe aiutare ad aumentare la sensibilità all'insulina** – Quando i livelli di insulina sono troppo elevati, si verifica ogni sorta di effetti sgradevoli, come ad esempio l'obesità. La maggior parte delle malattie croniche è legata a qualche forma di sensibilità o resistenza all'insulina, quindi la capacità di ridurre le possibilità che ciò si verifichi significa anche meno probabilità di avere malattie croniche!

- **Aiuta a normalizzare i livelli di leptina e grelina** – Si tratta di due ormoni che hanno il compito di dirti quando hai mangiato abbastanza, per esempio quando sei pieno, e ti dicono quando hai fame. Quando questi due ormoni sono in subbuglio, è probabile che mangi quando non ne hai bisogno, perciò potresti mangiare troppo e ingrassare. Ci sono diversi motivi per cui questi due ormoni non possono essere scombussolati, ma è stato dimostrato che il digiuno intermittente ne normalizza i livelli, così sai naturalmente quando hai davvero fame.

- **Può abbassare i livelli di colesterolo cattivo riducendo i trigliceridi** – Nel corpo ci sono un colesterolo buono (HDL) e uno cattivo (LDL). I trigliceridi aiutano ad aumentare la quantità di colesterolo cattivo, che è legato a malattie cardiache, occlusione delle arterie, infarti e ictus, per fare alcuni esempi piuttosto preoccupanti. Il digiuno intermittente può aiutare a ridurre il numero dei trigliceridi, e perciò a ridurre la quantità di colesterolo cattivo nel tuo sistema.

- **Aumenta l'ormone HGH** – Quest'ormone è piuttosto importante se vuoi perdere peso, ed è infatti comunemente noto come 'l'ormone del fitness'. Esso assicura salute e benessere generali, ma aiuta anche molto a migliorare il tuo metabolismo. Il metabolismo è la velocità a cui bruci i grassi, fra le altre cose, e maggiore è questa velocità, più peso perderai! Aumentare questo ormone è perciò vitale se vuoi dimagrire, ma ti aiuta anche con la massa muscolare, quando viene usato insieme a degli esercizi di sollevamento pesi. È importante perché più è snello il tuo muscolo, più grasso brucerai, e più lo brucerai in fretta.

- **Riduce la quantità di infiammazione nel corpo –** L'infiammazione è responsabile di moltissime malattie e si verifica quando il corpo è messo sotto eccessivo stress. Certo, siamo portati a credere che l'infiammazione sia buona perché ci protegge dalle ferite e ci assicura che guariremo. È vero, ma quando questi livelli rimangono alti per troppo tempo, l'infiammazione può causare danni. Livelli inferiori di infiammazione sono connessi a una buona salute generale e il digiuno intermittente può aiutarti a ottenerli.

- **Aiuta ad incrementare il rinnovo delle cellule e la loro funzione –** Quando il corpo è a digiuno, si verifica un processo metabolico chiamato 'autofagia'. Questo processo si attiva perché il corpo pensa automaticamente che morirà di fame, anche se ovviamente non è così! Se fai una ricerca più approfondita su cosa sia l'autofagia, può risultare un po' spaventosa, perché significa letteralmente che il corpo inizia a mangiare se stesso. Ora, non andare nel panico! Quando succede, il corpo consuma e si libera di vecchie cellule, cellule danneggiate, e tutte quelle cellule che semplicemente non sono sufficientemente buone. Ciò che rimane sono cellule fresche, nuove e potenti, che hanno l'abitudine di aiutare il corpo a funzionare in maniera più efficiente, e che ti fanno anche sembrare più giovane!

- **Assicura che il corpo bruci i grassi invece dei carboidrati** – Quando stai seguendo una dieta regolare, il tuo corpo consuma automaticamente i carboidrati come prima fonte di energia. Ciò significa che tutte le cellule adipose esistenti se ne rimangono semplicemente lì, intatte, e probabilmente in crescita. Quando i carboidrati sono pochi o sei a digiuno, il tuo corpo è invece costretto a consumare grassi. Ciò significa che le riserve di grasso vengono divorate in fretta, facendoti perdere peso, e anche che devi seguire una dieta ricca di grassi per poter soddisfare i bisogni del tuo corpo. I grassi saziano più di una normale dieta ipocalorica, il che significa ovviamente meno fame. Doppia vittoria!
- **Aiuta a invertire il diabete di tipo II** – Ci sono alcune ipotesi che il digiuno intermittente possa aiutare a invertire il diabete di tipo II e che possa anche aiutare a prevenirlo. Certo, non tutti quelli che soffrono di diabete di tipo II otterranno un'inversione e una cura totale seguendo il digiuno intermittente, ma potrebbe sicuramente aiutare a gestire i livelli di glicemia e insulina, il che a sua volta aiuta a gestire la malattia.

- **Migliora il sistema immunitario** – È stato dimostrato che il digiuno intermittente aumenti le funzioni del sistema immunitario, assicurando che tu non cada vittima di ogni singolo raffreddore, influenza e virus in circolazione. Migliorando le tue funzioni immunitarie aiuti anche la salute generale del tuo intestino, dato che la maggior parte del tuo sistema immunitario si trova proprio nello stomaco!

- **Potrebbe aiutare a ridurre la pressione sanguigna** – Il digiuno intermittente potrebbe anche abbassare naturalmente la pressione sanguigna, il che aiuta a ridurre il rischio di malattie cardiache, infarti e ictus. Chiunque prenda regolarmente un farmaco per la pressione dovrebbe continuare a farlo e consultare il proprio medico per controllarla con regolarità, ma, per chi voglia ridurla naturalmente, il digiuno intermittente si è dimostrato davvero molto utile.

- **Potrebbe ridurre il rischio di sviluppare certi tipi di cancro** – Anche se il digiuno intermittente non dovrebbe mai essere considerato una tattica preventiva per lo sviluppo del cancro, il modo in cui digiunare influenza le cellule e il fatto che stai eliminando alcuni tipi di cibi di cui si nutrono le cellule cancerogene, significa che il tuo rischio di sviluppare un cancro (o certi suoi tipi) è più basso. Certo, stai anche conducendo uno stile di vita più sano, il che aiuta!

- **Potrebbe aiutarti a vivere più a lungo** – Uno dei benefici più conosciuti del digiuno intermittente è che potrebbe aiutarti a vivere più a lungo. Anche se probabilmente non ti farà arrivare a 100 anni, il digiuno intermittente potrebbe aiutare con la longevità, sempre che sia accompagnato da uno stile di vita generalmente sano e da molto esercizio fisico. Ci sono diversi motivi per cui è vero, inclusa la normalizzazione della sensibilità all'insulina e il generale rallentamento del processo di invecchiamento.

- **Aiuta con le funzioni del cervello e aiuta a proteggere dalle malattie cerebrali legate all'invecchiamento** – È stato dimostrato che il digiuno intermittente aiuta le persone a concentrarsi più facilmente, aiutando con le funzioni cognitive in generale. In più, il digiuno intermittente potrebbe fornire un po' di protezione contro le malattie cerebrali e del sistema neurologico legate all'invecchiamento, come l'Alzheimer, il Parkinson e la demenza. È tutto dovuto ai chetoni, prodotti naturalmente dal corpo quando brucia i grassi.

Ovviamente, il motivo principale per le cui persone tendono a intraprendere la strada del digiuno intermittente è che vogliono perdere peso, e non l'abbiamo citato tra i benefici. Sì, ne fa parte, ma dobbiamo metterne in luce anche i potenziali benefici per la salute! Quando intraprendi uno stile di vita basato sul digiuno intermittente, finché mangi quando devi e non esageri troppo con i carboidrati e le calorie, la perdita di peso è praticamente garantita.

Il motivo principale per cui le persone rimangono fedeli al digiuno intermittente col passare del tempo non riguarda solo la perdita di peso e l'energia in più, ma anche quanto è facile da includere in uno stile di vita normale. Le diete ipocaloriche e quelle alla moda sono difficili da portare avanti, semplicemente perché sono troppo restrittive e non ti danno nessuno spazio di manovra, specialmente quando si tratta della tua vita sociale. Man mano che ti spiegheremo il metodo 16:8 del digiuno intermittente, il nostro preferito, capirai sempre meglio perché questo tipo di abitudine alimentare è così popolare – non devi limitarti, e se vuoi uscire a mangiare coi tuoi amici puoi farlo!

I Potenziali Lati Negativi del Digiuno Intermittente

Tutto nella vita ha pro e contro, e poiché crediamo nell'essere trasparenti e completi, di modo da permetterti di prendere una decisione basata su tutte le informazioni e non solo su alcune, è importante indicare anche i possibili lati negativi del digiuno intermittente.

Il lato negativo peggiore del digiuno intermittente è proprio che devi digiunare per alcune ore di modo che funzioni! Le condizioni sono queste! La cosa buona del metodo 16:8, come scoprirai, è che puoi organizzarti di modo da dormire per la maggior parte del periodo di digiuno, quindi si nota molto di meno. Puoi anche spostare il tuo periodo di digiuno nei momenti migliori per te. Non importa quando digiuni, basta che tu segua le regole e digiuni per il periodo di tempo corretto.

Certo, digiunare ti farà sentire affamato all'inizio. Non puoi evitarlo. Col passare del tempo, entrerà in gioco il punto a favore del non avere fame, ma all'inizio probabilmente noterai qualche crampo. A volte potranno essere anche abbastanza forti, ma troverai il modo di gestirli con, ad esempio, tecniche di distrazione, gratificazione ritardata e col bere acqua. Molte volte quando pensiamo di essere affamati in realtà non lo siamo; di solito siamo solo annoiati, o assetati. Durante il periodo di digiuno è concesso bere un po' d'acqua, o anche una tazza di tè nero o caffè senza zucchero, e ciò può aiutare a diminuire i crampi della fame.

La sfida più grande che si trova ad affrontare la maggior parte delle persone quando inizia il digiuno intermittente è non mangiare troppo durante le finestre in cui è permesso farlo. Quando digiuni per un tot di ore, sicuramente avrai fame all'inizio dell'intervallo. Ciò potrebbe significare essere incline ad afferrare il pasto più grande che riesci a trovare, a prescindere da cosa contenga. Ricorda, il digiuno intermittente non ti dice cosa puoi o non puoi mangiare, ma devi comunque mangiare in maniera salutare. Non esiste nessuna dieta sulla faccia della Terra che ti permetterà di mangiare patatine, pizza, cioccolato e tutti i dolcetti zuccherati e ricchi di carboidrati di cui hai di solito voglia, perché ti porteranno di nuovo a ingrassare! Puoi concedertene uno di tanto in tanto, ma la forza di volontà che dovrai sviluppare ti impedirà di esagerare troppo alla fine del digiuno.

Probabilmente capirai anche abbastanza in fretta che esagerando dopo un digiuno il tuo stomaco ti dirà che non approva in maniera molto rumorosa e probabilmente alquanto spettacolare! Un pasto troppo pesante dopo un digiuno può portare a dolori di stomaco, gas e disturbi. È meglio iniziare con cibi leggeri e aumentare le dosi col passare del tempo. Imparerai presto a sviluppare la tua forza di volontà e a conoscere la differenza fra cibi salutari e terribili, ma il fatto che niente sia vietato spesso significa che chi ha meno auto-disciplina potrebbe cadere vittima delle trappole peggiori del digiuno intermittente.

Ci sono anche alcune preoccupazioni riguardo il fatto che le donne trovino più difficile completare un digiuno intermittente rispetto agli uomini. È dovuto tutto agli ormoni. Le donne sono molto più sensibili alle fluttuazioni caloriche rispetto agli uomini perché hanno ormoni diversi. Ciò significa che quando si limitano le calorie, cambiano i livelli ormonali. Quando cambiano i livelli di ormoni, possono verificarsi alcuni effetti collaterali. La buona notizia è che il metodo 16:8 di cui parleremo è uno dei metodi di digiuno intermittente migliori per le donne, perché non incide molto sugli ormoni. Alcuni altri metodi, come i tipi che ti chiedono di digiunare per un giorno intero, alcune volte a settimana, causeranno con più probabilità dei disturbi ormonali nelle donne. Nella maggior parte dei casi, puoi gestire gli effetti collaterali semplicemente scegliendo il metodo giusto per te.

Un Avvertimento

Il digiuno intermittente non è adatto a tutti, così come ogni altro cambiamento nello stile di vita. Se hai qualche condizione medica preesistente, o stai assumendo qualsiasi tipo di farmaco, è meglio che parli prima col tuo dottore e lo informi di cosa stai pensando di provare. In questo caso, potrai ricevere l'ok per proseguire, o ti sarà consigliato di non farlo. Ascolta sempre il tuo dottore e segui i suoi consigli.

In generale, tuttavia, ci sono poche persone che non possono essere considerate adatte a seguire il digiuno intermittente, specialmente il metodo 16:8. Alle donne incinta viene consigliato di non seguire il digiuno intermittente, e di aspettare invece fino a dopo la nascita del bambino. Se stai allattando, parla col tuo medico del tuo fabbisogno calorico e per capire se è un'opzione adatta a te. Di nuovo, ascolta sempre i suoi consigli e prendili seriamente.

È anche di importanza vitale che ti assicuri di mangiare quando è previsto. Se non interrompi il digiuno, cioè non inizi a mangiare quando è permesso, stai effettivamente spostando l'attenzione dal digiunare al patire la fame, e abbiamo già stabilito che NON È UNA BUONA COSA. Il tuo corpo ha bisogno di una certa quantità di nutrienti ogni giorno in modo da poter funzionare correttamente, e quando li limiti troppo o addirittura li elimini entrerà subito in gioco la cattiva salute, che ti deruberà della tua energia, facendoti sembrare più vecchio di quello che sei e rallentando la perdita di peso. Questi sono i più positivi fra i terribili effetti negativi, perché ciò influirà anche sul tuo riposo, ti farà perdere la concentrazione, e affaticherà troppo il tuo cuore e il tuo sistema immunitario. In poche parole, affamarsi non dovrebbe mai essere un'opzione. Mangia quando inizia il periodo di tempo in cui ti è permesso di mangiare, e smetti quando finisce. È così semplice.

Dopo tutte le informazioni sul digiuno intermittente che ti abbiamo fornito, è ora tempo di andare un po' più nello specifico. Nel prossimo capitolo parleremo del metodo 16:8, a cui abbiamo accennato già alcune volte. È il metodo preferito da molte persone e si integra molto facilmente in uno stile di vita generico.

Prima di iniziare questo viaggio, conferma di nuovo col tuo dottore di non avere alcuna controindicazione, ma in generale dovresti poter essere entusiasta del nuovo cambiamento nel tuo stile di vita, che ti aiuterà a perdere perso, sentirti più sveglio e in salute, e che non ti farà essere affamato, agitato e turbato come hanno forse fatto in passato molte altre diete alla moda ipocaloriche.

Diamo un'occhiata al metodo 16:8!

Capitolo 2: Introduzione al Metodo 16:8

Se provassi a fare una ricerca sui metodi di digiuno intermittente, e ce ne sono diversi, scopriresti che il metodo 16:8 risulta primo nella maggior parte delle liste. Potresti anche leggere il nome Lean Gains, ma è la stessa cosa.

Il metodo 16:8 è un tipo di digiuno intermittente, e comprende un ciclo di digiuno e un intervallo in cui mangiare normalmente. Quando segui il metodo 16:8 non ti viene detto che non puoi mangiare certe cose, né ti viene imposto di mangiare alcuni cibi specifici. La scelta è tua, e ciò significa che hai la libertà di cambiare le tue abitudini alimentari secondo quello che è meglio per te. Ovviamente non significa che potrai mangiare tutti i cibi poco sani che trovi in giro solo perché la dieta non specifica altrimenti! Devi sempre essere moderato, e ciò ti risulterà molto più semplice una volta che inizierai a notare la perdita di peso.

La perdita di peso è un effetto cumulativo in molti sensi. Quando vedi dei cambiamenti nel tuo corpo e i numeri sulla bilancia iniziano a cambiare, vuoi continuare su questa strada e mantenere il ritmo. Ciò significa che è molto meno probabile che tu abbia 'una ricaduta' e scelga qualcosa di poco salutare, e in breve inizierai a sentirti molto meglio per aver eliminato tutti i cibi non sani. Noterai che il tuo corpo si sente meglio quando mangi frutta e verdura e quando scegli gli alimenti integrali rispetto al pane bianco, al riso bianco, ecc, e ti sentirai molto meno fiacco per non aver mangiato cioccolato, patatine, e cibi carichi di carboidrati. Ovviamente di tanto in tanto potrai concederti un dolce, ma è probabile che non vorrai nemmeno farlo!

Sai, uno stile di vita salutare può davvero diventare una dipendenza!

Cos'è il Metodo 16:8?

È arrivato il momento di andare al nocciolo della questione e scoprire cosa comporti effettivamente questo metodo.

Abbiamo detto che ci sono molti tipi diversi di digiuno intermittente, e alcuni richiedono effettivamente di digiunare per 24 ore, un paio di volte a settimana. Il metodo 16:8 è diverso perché non ci sono digiuni lunghi e difficili, devi semplicemente digiunare per 16 ore ogni giorno, e mangiare normalmente per 8 ore.

Ora, 16 ore potrebbero sembrare tante, ma dormirai per la maggior parte di quel tempo! Vedi, puoi spostare il periodo di digiuno a seconda delle tue necessità. Parleremo a breve di come seguire più nel dettaglio il metodo, ma un buon esempio è una persona che ha bisogno di fare colazione rispetto a qualcuno che non vuole mangiare la mattina presto. Siamo tutti diversi, ma la maggior parte delle persone rientra in una di queste due categorie. Potresti svegliarti con una fame da lupi e avere bisogno della colazione per poterti concentrare, oppure potresti svegliarti e avere bisogno solo di un caffè, e ti sentiresti poco bene se mangiassi subito.

Ci sono due modi in cui puoi gestire questa situazione, giusto per farti un esempio di quello che è il metodo 16:8.

Se hai bisogno della colazione, puoi farla appena ti svegli, dando inizio al periodo di 8 ore in cui puoi mangiare. Quindi, se ti svegliassi alle 8 e facessi colazione alle 8.30, dovresti finire di mangiare entro le 16.30. Potresti andare a letto alle 22, il che significa che staresti digiunando consapevolmente per sole 5 ore e mezza. Come vedi, non è orribile come sembra, e durante il periodo di digiuno puoi comunque bere acqua, bevande a zero calorie e tè o caffè senza zucchero. In realtà, è altamente consigliato bere lo stesso molta acqua, perché la disidratazione non è una cosa con cui vuoi scherzare!

L'altro scenario è quello in cui sei una persona a cui non va di mangiare appena sveglia. In tal caso, potresti alzarti, vestirti, bere un caffè senza zucchero e saltare la colazione, iniziando l'intervallo in cui puoi mangiare a pranzo. Quindi, per esempio, inizieresti a mangiare alle 12. Ciò significa che potresti mangiare liberamente fino alle 20. Probabilmente andresti a letto alle 22, il che significa che non digiuneresti consapevolmente per così tanto tempo!

È per questo che il metodo 16:8 è così popolare.

Ovviamente durante il tuo intervallo di 8 ore devi stare attento a cosa stai mangiando. Se dovessi riempire quelle 8 ore di patatine e cioccolato allora staresti ingerendo ben più calorie di quelle che dovresti assumere in 24 ore, e probabilmente ingrasseresti invece di dimagrire! Tuttavia, se starai attento a cosa mangiare, pur non limitandoti troppo ma semplicemente pensando più alla salute, sarai pieno e soddisfatto quando arriverai alla fine di quell'intervallo e sarai pronto per il tuo digiuno. Ciò significa che perderai peso piuttosto facilmente e godrai anche dei benefici generali del digiuno intermittente.

Vedi quanto può essere facile nei fatti? Potresti chiederti se riuscirai davvero ad ottenere i benefici principali di cui abbiamo parlato nel capitolo precedente se davvero non sei sotto tanta pressione, per esempio se non stai digiunando per diversi giorni di fila, ma la risposta è: sì! Stai comunque digiunando; solo che per la maggior parte del tempo lo stai facendo inconsciamente. Il che non importa in termini di benefici, perché li otterrai lo stesso – il digiuno è digiuno!

Perché è il Metodo Migliore per Chi Sta Iniziando

Il metodo 16:8 è uno dei più semplici da seguire e da capire, che è il motivo per cui viene scelto dalla maggior parte delle persone che vogliono iniziare il digiuno intermittente. Ovviamente non è adatto a tutti, e poiché non con tutti funziona la stessa cosa alcuni potrebbero passare a un altro metodo dopo poco tempo. Non c'è niente di male, e questo è un fatto sui cui potresti voler riflettere. Parleremo di alcuni metodi alternativi più avanti, quindi tieni sempre a mente che se pensi che il metodo 16:8 non stia funzionando bene come vorresti, allora ci sono altre alternative.

Nella maggior parte dei casi, tuttavia, il metodo 16:8, o Lean Gains, funziona bene per molte persone, ed è un metodo che incoraggia a mangiare bene senza regole e regolamenti in termini di restrizioni. Non ci sono cambiamenti enormi nello stile di vita, che è la parte in cui la maggior parte delle persone ha più difficoltà quando prova una nuova routine alimentare, per esempio la Dieta Keto, Atkins o Paleo. Sono tutte diete che includono molte regole e liste di ciò che puoi e non puoi mangiare, e di come il cibo dovrebbe essere preparato. Può essere una cosa sopraffacente per chi ha appena iniziato e potrebbe portare la gente a ribellarcisi contro e dire: 'no grazie!". Il metodo 16:8 e molti altri metodi di digiuno intermittente non includono quelle regole. Non bisogna pesare né contare niente, bisogna semplicemente fare scelte salutari, che non sono ingegneria aerospaziale. Per esempio:

· La pizza fa male, il pane integrale è meglio
· Il cioccolato fa male, la frutta è meglio
· La torta fa male, le verdure sono buone

Vedi quanto è facile? Non bisogna essere scienziati per fare scelte salutari, e non significa che tu debba essere salutare il 100% delle volte! Vuoi un hamburger? Mangialo, ma solo una volta a settimana, e assicurati di mangiare cibi sani per il resto della giornata.

L'altro punto a favore è che il metodo 16:8 non intralcia la tua vita sociale. La maggior parte delle persone vuole uscire a cena coi propri amici o compagni di tanto in tanto, o forse andare a bere qualche cocktail, ma può risultare molto difficile quando si segue una dieta ipocalorica. Con il metodo 16:8 devi solo assicurarti di programmare il tuo incontro all'interno dell'intervallo durante cui puoi mangiare. Potrebbe essere più difficile se lo inizi e finisci presto, ma puoi sempre uscire a pranzo invece che a cena! Non ci sono restrizioni riguardo ciò che puoi mangiare, ma nella maggior parte dei ristoranti puoi sempre scegliere cose salutari dal menu. Se il tuo intervallo finisce più tardi, significa che avrai una portata di tempo maggiore.

Riassumiamo i motivi principali per cui la maggior parte delle persone che sta iniziando una dieta sceglie il metodo 16:8.

· È facile da seguire e non c'è bisogno di contare, pesare o monitorare niente
· Puoi modificare il periodo di tempo in cui mangiare a seconda delle tue necessità
· Puoi far sì che la maggior parte del tuo periodo di digiuno coincida con le ore di riposo, così non lo noti tanto
· Il metodo non interferisce molto con la tua vita sociale
· Non hai limitazioni su quello che puoi mangiare, sempre che tu faccia in generale delle scelte ragionevoli e salutari
· Non sembra una dieta, ma un nuovo stile di vita con delle tempistiche invece che una lista di cibi che puoi o non puoi mangiare
· Puoi comunque bere delle bevande a zero calorie, acqua, tè e caffè senza zucchero
• Con questo tipo di piano alimentare non noterai tanto la fame, dato che non ci sono periodi di digiuno estremamente lunghi.

Come Seguire il Metodo 16:8

Il metodo 16:8 è molto flessibile, il che significa che puoi scegliere il tuo intervallo di 8 ore per mangiare a seconda della tua giornata. Forse lavori seguendo dei turni, quindi dormi ad orari diversi. Quello che dovresti fare in tal caso sarebbe scegliere un intervallo di 8 ore in cui saresti perlopiù sveglio. È ovvio!

Per esempio, se devi lavorare di notte e dormi fra le 10 e le 18, significa che puoi mangiare dalle 18 alle 2. Poi probabilmente lavoreresti fino alla mattina seguente, quando torneresti a dormire, ma potresti bere del caffè (nero, non zuccherato) per tenerti attivo, e molta, molta acqua. Potrebbe non essere la soluzione ideale per te, quindi potresti pensare di cambiare schema e iniziare dopo l'intervallo, magari se non ti va di mangiare nel momento in cui apri gli occhi. Allora potresti scegliere l'intervallo che inizia alle 21 e mangiare liberamente fino alle 5.

Alla fine dipende da te!

Abbiamo già parlato dei due metodi principali che usa la maggior parte delle persone con il 16:8, cioè il caso di chi salta la colazione e inizia a mangiare a pranzo, o quello di qualcuno che abbia davvero bisogno della colazione perché altrimenti non riuscirebbe a concentrarsi.

Non si tratta solo di quando puoi mangiare, ma anche di cosa mangiare. Anche se non ci sono limitazioni e nessuna lista di cibi che puoi o non puoi mangiare, ricorda sempre che se esageri con la colazione o il pranzo dopo un periodo di digiuno avrai dolori di stomaco. Potresti finire per mangiare troppe calorie durante il tuo intervallo di tempo, e quindi metteresti su peso, oppure potresti avere dolori di stomaco per tutto quel periodo, senza ottenere abbastanza carburante per il tuo corpo perché il tuo stomaco sarebbe così gonfio da non riuscire nemmeno a mangiare. Si tratta di scegliere con attenzione, e di questo parleremo a breve.

Quindi quante calorie dovresti assumere? Dipende se vuoi perdere peso o mantenerlo stabile. Un apporto calorico standard per mantenere il proprio peso è di 2500 calorie al giorno per un uomo e di 2000 per una donna. Dipende anche dall'altezza, dal peso attuale e dal metabolismo di una persona, perciò questa è solo una media sana. Se vuoi indicazioni più sicure riguardanti il tuo caso specifico, parla col tuo medico, che saprà fornirti un piano di obiettivi calorici adatto alle tue esigenze.

All'interno di quella quantità di calorie, dovresti assicurarti di avere una dieta buona e varia: proteine, carboidrati, grassi, vitamine e minerali. Parleremo di cosa puoi e non puoi mangiare in maniera vaga perché non ci sono regole, ma bisogna sempre mantenere una dieta variata. Ironicamente, ciò ti aiuterà anche a goderti di più il nuovo stile di vita, perché non sarai troppo annoiato dal mangiare sempre le stesse cose. Si tratta di un ostacolo che incontrano molte persone durante le diete ipocaloriche; il cambiamento è così limitante che finiscono per mangiare la stessa cosa tutti i giorni, e col passare del tempo si annoiano così tanto da ribellarsi alla dieta. Di solito finiscono con l'abbuffarsi, il che gli fa provare un forte senso di colpa e li porta ad abbandonare la dieta e tornare a mangiare qualsiasi cosa vogliano.

Quando segui il metodo 16:8 dovresti assicurarti anche di bere molta acqua nel corso della giornata, che tu stia digiunando o mangiando. Ciò assicura che non ti disidrati e aiuta anche la digestione. In aggiunta, dovresti anche fare esercizio fisico!

Ora, non ci sono regole che dicono che devi fare esercizio fisico mentre segui una routine di digiuno intermittente, ma ti aiuterà a perdere peso più velocemente, e migliorerà in generale la tua salute e il tuo benessere. L'esercizio fisico è fantastico sotto tanti aspetti, non da ultimo l'aiutarti a costruire massa muscolare magra, che incrementerà la tua abilità di bruciare grassi come fonte di energia. L'esercizio fisico aiuta anche coi problemi di salute mentale, come ansia e depressione, così come con lo stress. Conduciamo vite stressanti, e un po' di esercizio a volte può essere sufficiente per ridurlo a livelli gestibili. A parte tutto ciò, l'esercizio fisico può essere un'attività socievole e divertente!

Quindi, riassumiamo velocemente come seguire il metodo 16:8.

· Mangia per 8 ore al giorno, consecutive – non puoi dividerle, devono essere viste come un blocco unico di tempo
· Digiuna per 16 ore al giorno, e anche in questo caso devono essere consecutive
· Puoi scegliere quando iniziare il tuo blocco di 8 ore per mangiare, ma è una buona idea mantenere sempre gli stessi orari ogni giorno, di modo che il tuo corpo si adatti a una routine
· I tuoi periodi di digiuno devono coincidere con quando vai a dormire, per ridurre la quantità di digiuno consapevole
· Non avere paura di saltare la colazione, in questa routine alimentare non c'è nessun 'pasto più importante della giornata', c'è semplicemente un intervallo di tempo importante durante cui mangiare
· Puoi bere tè nero e caffè senza zucchero, acqua e altre bevande a zero calorie liberamente durante la giornata, e dovresti sicuramente bere abbastanza acqua da assicurarti di non essere disidratato

· Durante il periodo in cui puoi mangiare, dovresti distribuire i pasti attentamente, di modo da non 'abbuffarti' quando interrompi il digiuno. Ciò ti porterà solo dolori di stomaco e altri sintomi gastrici sgradevoli!

· Scegli pasti sani quanto più possibile, ma non ci sono limitazioni riguardo ciò che puoi mangiare. Se vuoi mangiare cose poco salutari, tuttavia, ricordati che non creerai il deficit calorico necessario per perdere peso

· Anche se non è necessario contare le calorie quando si segue il metodo 16:8, vale la pena tenere a mente gli apporti calorici standard, che sono in media 2500 calorie per gli uomini e 2000 per le donne, ogni giorno

· Dovresti anche fare esercizio fisico se vuoi ottenere ulteriori benefici per la salute e velocizzare la perdita di peso

· Non farti mai tentare dall'idea di ridurre l'intervallo di tempo per mangiare o di limitare il tuo apporto calorico al di sotto della media – ti porterà solo ad essere estremamente affamato e ai limiti del patire la fame se ti rifiuti di mangiare. Ricorda, digiunare non significa morire di fame!

Cosa Puoi e Non Puoi Mangiare

Ripetiamo che non ci sono regole su cosa puoi e non puoi mangiare, è una scelta completamente libera quando si tratta della dieta 16:8. Tuttavia, dovresti tenere a mente la tua salute in generale e fare quindi delle scelte considerate sane.

L'idea è di creare un deficit calorico durante tutto il ciclo di 24 ore. Ciò si ottiene assicurandosi di mangiare e digiunare secondo il giusto rapporto di tempo, per esempio mangiare per 8 ore e digiunare per 16, e di mantenere scelte il più possibile sane durante il periodo dei pasti. Come risultato, ti sentirai anche infinitamente meglio.

Se vuoi qualche idea su alcuni dei cibi più salutari che puoi incorporare in generale nella tua giornata, dai un'occhiata alla lista qua sotto.

· Uova – Assicurati di mangiare il tuorlo perché contiene vitamine e proteine!
· Verdure a foglia verde – Stiamo parlando di cose come spinaci, cavolo nero, cavolo riccio e bietole per nominarne alcune, che sono piene di fibre e a basso contenuto calorico.
· Pesce azzurro, come il salmone – Il salmone ti farà sentire pieno, ma contiene anche molti acidi grassi omega3, che sono ideali per migliorare la salute del cervello riducendo l'infiammazione, e in generale aiutano anche con la perdita di peso. Se il salmone non è di tuo gradimento, prova lo sgombro, la trota, l'aringa o le sardine.

· Verdure crucifere – In questo caso, parliamo di cavoletti di Bruxelles, broccoli, cavolo e cavolfiore. Anche queste sono verdure che contengono molte fibre, che aiutano a farti sentire sazio più a lungo, ma hanno anche composti che combattono il cancro.

· Carne magra – Attieniti a manzo e pollo come opzioni migliori, ma assicurati anche di prendere i tagli più magri possibile. Assumerai molte proteine, ma potrai anche preparare mille piatti diversi con entrambi i tipi di carne!

· Patate bollite – Potresti pensare che le patate facciano male, e in molti casi è vero, soprattutto se le friggi, ma le patate bollite in realtà sono una buona scelta, specialmente se hai carenze di potassio. Saziano anche molto.

· Tonno – Questo è un tipo diverso di pesce rispetto a quello azzurro di cui abbiamo parlato prima, e contiene pochi grassi e molte proteine. Scegli il tonno inscatolato con l'acqua invece che con l'olio per fare la scelta più sana. Mettilo sopra una patata al forno per preparare un delizioso piatto salutare!

· Fagioli e altri tipi di legumi – Sono alimenti di base in una dieta sana e saziano tanto. Stiamo parlando di fagioli rossi, lenticchie e fagioli neri, che contengono molte fibre e proteine.

· Fiocchi di latte – Se sei un fan del formaggio, non c'è motivo per cui privartene, ma la maggior parte dei formaggi contiene quantità piuttosto elevate di grassi. In tal caso, perché non optare per i fiocchi di latte? Contengono molte proteine e riempiono abbastanza, ma hanno poche calorie.

· Avocado – L'alimento più alla moda del momento in realtà è piuttosto salutare ed è ottimo per migliorare le capacità mentali! Spalmalo su una fetta di pane per fare un'ottima colazione ricca di potassio e fibre.

· Frutta secca – Invece di fare merenda con cioccolato e patatine, perché non mangiare della frutta secca? Assimilerai grandi quantità di grassi sani, così come fibre e proteine, e in più sazia. Non mangiarne troppa però, perché può contenere molte calorie se esageri.

· Cereali integrali – Tutti sanno che i cereali integrali contengono molte fibre e perciò ti sentirai sazio più a lungo, quindi sono la scelta ideale per chiunque stia provando il digiuno intermittente. Prova quinoa, riso integrale e avena per iniziare.

· Frutta – Non tutti i frutti sono salutari, ma sono sicuramente una scelta migliore rispetto al cioccolato e alle patatine! Ne ricaverai una miriade di vitamine e minerali, così come anche un aumento di antiossidanti all'interno della tua dieta - ideali per il sistema immunitario.

· Semi – Proprio come la frutta secca, anche i semi costituiscono un ottimo snack, e possono essere cosparsi su molti cibi, come ad esempio lo yogurt. Prova i semi di chia per uno spuntino con molte fibre e poche calorie.

· Olio di cocco e olio extravergine di oliva – Sicuramente avrai sentito parlare delle meraviglie dell'olio di cocco, che è l'olio ideale da usare in cucina. L'olio di cocco è composto di trigliceridi a catena media, e non andare nel panico alla parola 'trigliceridi': questi in realtà sono sani! Se vuoi usare un'opzione con pochissime calorie, l'olio extravergine di oliva è imbattibile.

· Yogurt – Perfetto per migliorare la salute dell'intestino, lo yogurt è tuo amico perché ti mantiene sazio e contiene probiotici, sempre che tu scelga prodotti su cui compare la scritta 'colture vive e attive'. Evita gli yogurt troppo zuccherati e qualsiasi cosa dica "a basso contenuto di grassi": di solito non è una cosa positiva come sembra!

In questa lista ci sono molti cibi deliziosi da provare e da usare per creare ricette gustose! Ti forniremo alcune ricette un po' più avanti nel libro, di modo che tu possa vedere quanto può essere facile e soddisfacente mangiare sano.

Quindi, cosa dovresti evitare di mangiare? Niente è vietato, riguarda tutto le quantità. Se vuoi una fetta di pizza puoi mangiarla, ma assicurarti di fermarti a una e di avere una dieta più sana per il resto del giorno. Ricorda, uno dei motivi per cui il digiuno intermittente è così popolare è che non ti punta il dito contro quando mangi un po' ci cioccolato una volta ogni tanto. Non devi sentirti in colpa solo perché hai ceduto alla tua voglia di hamburger una volta alla settimana, basta che ricordi che la moderazione deve stare sempre al centro di tutto.

Cosa vuol dire esattamente moderazione? Si tratta di sapere quando fermarsi, quando il cibo è abbastanza e quando è troppo. Per esempio, goderti un po' di pizza con moderazione significa mangiarne un paio di fette una volta a settimana. Riuscirai comunque a goderti ciò che ti piace, ma non ne mangerai troppa. In maniera simile, moderazione significa fermarsi a due bicchieri di vino, invece di bere tutta la bottiglia. In pratica, significa che potrai comunque mangiare quello che vuoi, ma senza esagerare.

Riepilogo del Metodo 16:8

Ora che sai cos'è il metodo 16:8, pensi che sia adatto a te? L'unico modo per scoprirlo è provarlo! Se lo provi e non ti sembra che funzioni, non significa che hai fallito o che il digiuno intermittente non funzionerà mai per te in maniera generale; significa solo che un altro metodo potrebbe essere più adatto ai tuoi bisogni. In tal caso, puoi provare uno degli altri metodi di cui parleremo più avanti.

In precedenza, abbiamo parlato dei possibili lati negativi del digiuno intermittente, e leggendo del metodo 16:8 avrai notato che la maggior parte si possono evitare seguendo questa particolare routine alimentare. Le donne scopriranno anche che i loro ormoni non ne vengono influenzati molto, perché non c'è un periodo di digiuno molto lungo, e per la maggior parte lo trascorri dormendo! Puoi anche scegliere quando mangiare (sempre che le 8 ore siano consecutive), di modo da incorporare il metodo nel tuo stile di vita. Ciò significa che se lavori di notte o in turni non è un problema, e se vuoi uscire a mangiare con gli amici puoi farlo, se programmi l'uscita perché coincida con l'intervallo di tempo giusto.

Digiunare per 16 ore sembra molto, e in realtà lo è, dato che è più della metà di una giornata intera, ma comunque 8 di quelle ore le passerai a dormire. Ciò significa che, nei fatti, stai digiunando consapevolmente per sole 8 ore, e durante quel periodo probabilmente ti sentirai sazio, per esempio la sera dopo aver cenato, o alla mattina quando non ti va di mangiare. In poche parole, il metodo 16:8 ti fa sentire come se non stessi digiunando affatto, ed è per questo che lo scelgono molte persone agli inizi della dieta.

Potresti vedere che il metodo 16:8 viene chiamato anche Lean Gains, ma non c'è un grande differenza. L'unica piccola differenza è che il Lean Gains raccomanda molto l'uso di cibi magri. Se stai comunque cercando di seguire uno stile di vita sano, dovrebbe essere una bazzecola!

Se bevi molta acqua sia quando mangi che quando digiuni, mangi in maniera sana quanto più possibile, raggiungi il tuo apporto calorico medio giornaliero e fai esercizio fisico quando puoi, vedrai che la perdita di peso sarà scontata, così come anche la salute e il benessere generali. Sarai pieno di energia, il ciclo del sonno diventerà regolare, ti concentrerai molto più facilmente, avrai un aspetto migliore grazie a tutti questi benefici, e allo stesso tempo diminuirà il numero sulla bilancia.

Ora che abbiamo approfondito cosa sia il digiuno intermittente e abbiamo parlato di uno dei modi più semplici in cui affrontarlo, non sembra poi così spaventoso, vero?

Capitolo 3: Esempio di Piano Alimentare Per Tre Settimane

Se sei arrivato al terzo capitolo, diamo per scontato che tu stia seriamente prendendo in considerazione l'idea di seguire il metodo 16:8 del digiuno intermittente – ottima scelta!

Abbiamo parlato di come seguirlo, di cosa dovresti mangiare e cosa sarebbe meglio evitare, e abbiamo affrontato il concetto di moderazione, ma niente consolida la comprensione di un argomento come il vederlo scritto e spiegato con un esempio diretto. È lo scopo di questo capitolo. Esamineremo insieme un piano alimentare di tre settimane adatto al metodo 16:8 del digiuno intermittente. Ricorda, non si tratta di un piano alimentare rigido che devi seguire assolutamente alla lettera, perché l'idea del digiuno intermittente è quella di lasciare libertà di scelta a chi lo segue. Se hai voglia di un hamburger, mangialo, ma assicurati di non proseguire il resto della giornata con altre scelte poco salutari, ed evitale nei giorni successivi!

La quantità di calorie che devi assimilare quotidianamente dipende anche da altri fattori, come il fatto che tu sia uomo o donna, il tuo peso e la tua altezza. Per questo motivo non possiamo dare una regola generale che si applichi a tutti.

Quello che faremo, invece, è mostrati un piano alimentare di tre settimane che si attiene alle medie salutari.

Non devi attenerti rigidamente a questo piano, ma puoi dargli un'occhiata per avere un'ispirazione, e di sicuro ti aiuterà a consolidare davvero la tua conoscenza dell'argomento. Ovviamente, se guardando i piani pensi che abbiano un'aria deliziosa (ed è così), allora seguili pure a tuo piacimento! Ricordati di bere molta acqua, sia che tu stia mangiando sia che stia digiunando, e anche che dipende da te decidere durante quali ore digiunare e durante quali mangiare. Non è una cosa che possiamo determinare noi qui, è una scelta del tutto personale che dipende dai tuoi bisogni, preferenze e circostanze.

Dovremmo anche farti notare che in questo piano alimentare abbiamo evitato di dare nomi ai pasti, come colazione, pranzo e cena. Ciò è dovuto al fatto che tu potresti saltare la colazione e iniziare a mangiare direttamente a pranzo! Per comodità chiameremo i pasti 1, 2 e 3, ma ricorda che non devi mangiare in una maniera specifica, è solo raccomandabile fare certi pasti per via della distribuzione equa del contenuto nutrizionale durante l'intervallo in cui mangiare.

Iniziamo!

Prima Settimana

Lunedì

Pasto 1 – Omelette con verdure e formaggio. Puoi aggiungere qualsiasi verdura preferisci!

Pasto 2 – Purè di avocado su pane tostato con contorno di uovo bollito

Pasto 3 – Pollo saltato in padella, con tutte le verdure che vuoi e degli spaghetti.

Snack – Mela con burro di arachidi o mandorle

Martedì

Pasto 1 – Porridge cosparso di semi di chia e frutti di bosco

Pasto 2 – Uova strapazzate con due fette di pancetta e pomodoro alla griglia

Pasto 3 – Polpette fatte con qualsiasi carne magra preferisci, coperte di salsa di pomodoro e servite con spaghetti integrali

Snack - Yogurt

Mercoledì

Pasto 1 – Pancake ipocalorici con un cucchiaio di Nutella e frutti di bosco

Pasto 2 – Zuppa di verdure

Pasto 3 – Salmone grigliato servito con verdure e quinoa

Snack – Macedonia

Giovedì

Pasto 1 – Frullato di fragole e banana

Pasto 2 – Insalata di pollo (grigliato o al vapore)

Pasto 3 – Patata al forno con chili con carne (fatto con macinato magro) e insalata

Snack – Una manciata di frutta secca e una mela

Venerdì

Pasto 1 – Uova strapazzate con funghi rosolati

Pasto 2 – Zuppa a scelta

Pasto 3 – Pizza fatta in casa con verdure

Snack – Mela e burro d'arachidi

Sabato

Pasto 1 – Frittata con verdure

Pasto 2 – Uova bollite e insalata

Pasto 3 – Pasticcio di pollo

Snack – Un paio di quadratini di cioccolato fondente

Domenica

Pasto 1 – Omelette di funghi con un po' di formaggio

Pasto 2 – Piadina con salmone affumicato

Pasto 3 – Bastoncini di pollo, riso e insalata

Snack – Pane all'aglio stile Keto (ipocalorico)

Seconda Settimana

Lunedì

Pasto 1 – Pancetta e uova – ricorda, griglia la pancetta e friggi le uova con olio d'oliva!

Pasto 2 – Caesar salad

Pasto 3 – Lasagne fatte in casa

Snack – Frutta secca ricoperta di cioccolato (solo una manciata)

Martedì

Pasto 1 – Uova strapazzate con salmone affumicato

Pasto 2 – Insalata nizzarda con tonno

Pasto 3 – Pollo al curry fatto in casa

Snack - Yogurt

Mercoledì

Pasto 1 – Omelette con pomodori e mozzarella

Pasto 2 – Kebab di pollo e yogurt

Pasto 3 – Funghi champignon ripieni di manzo

Snack - Macedonia

Giovedì

Pasto 1 – Frullato di frutta a scelta

Pasto 2 – Insalata di gamberetti

Pasto 3 – Stufato di manzo cotto a bassa temperatura

Snack – Fette di ananas

Venerdì

Pasto 1 – Porridge condito con frutti di bosco

Pasto 2 – Quesadilla vegetariana

Pasto 3 – Fajitas di pollo fatte in casa con piadine integrali (più di due)

Snack – Mousse di fragole fatta in casa

Sabato

Pasto 1 – Frittelle di rutabaga e pancetta alla griglia

Pasto 2 – Insalata di tonno con uova

Pasto 3 – Alette di pollo con salsa di formaggio e broccoli

Snack – Una manciata di frutta secca

Domenica

Pasto 1 – Uova alla benedict

Pasto 2 – Insalata di tacchino

Pasto 3 – Pollo arrosto, 'cena della domenica'

Snack – Un paio di quadretti di cioccolato fondente

Terza Settimana

Lunedì

Pasto 1 – Piatto di salumi e formaggio brie

Pasto 2 – Zuppa di pollo con tagliatelle

Pasto 3 - Moussaka fatta in casa

Snack – Bastoncini di carota

Martedì

Pasto 1 – Frittata con pancetta e cipolle

Pasto 2 – Insalata di pollo e avocado

Pasto 3 – Polpettone e fagiolini

Snack – Frutta di stagione, per esempio fragole, ciliegie, ecc.

Mercoledì

Pasto 1 - French toast, stile Keto (ipocalorico)

Pasto 2 – Zuppa di pollo

Pasto 3 – Lasagne alle zucchine

Snack – Semi di chia

Giovedì

Pasto 1 – Pasticcio di funghi e pancetta

Pasto 2 – Minestra di verdure

Pasto 3 – Chili con carne e riso

Snack - Yogurt

Venerdì

Pasto 1 – Purè di avocado su pane tostato

Pasto 2 – Uova al forno con pomodori e peperoni

Pasto 3 – Pasticcio di carne, con una differenza: condiscilo con il cavolfiore al posto delle patate!

Snack - Una banana

Sabato

Pasto 1 – Toast con uovo in camicia

Pasto 2 – Insalata di manzo asiatica

Pasto 3 – Spaghetti al pomodoro

Snack – Cioccolata calda ipocalorica

Domenica

Pasto 1 – Pancake con pancetta alla griglia e un po' di sciroppo d'acero

Pasto 2 – Patata al forno piccola con insalata e un po' di formaggio

Pasto 3 - Goulash

Snack – Un cucchiaio di frozen yogurt

Ora che hai dato un'occhiata a quante cose buone puoi mangiare seguendo il metodo 16:8, capisci perché lo provano così tante persone? Ovviamente, il piano presentato non è limitato solo a questo particolare metodo di digiuno intermittente, dato che molti degli altri metodi ti permettono di mangiare piuttosto liberamente, hanno solo regole diverse in termini di quando puoi mangiare. Alcuni giorni ti chiedono di limitare il tuo apporto calorico, e alcune ti chiedono anche di digiunare del tutto per un giorno intero. Le regole da seguire dipendono dal metodo che scegli. Nel capitolo successivo, parleremo dei vari altri tipi di digiuno intermittente su cui potresti volerti informare. Ricorda, la decisione del metodo da seguire è una scelta personale, dato che la stessa cosa può non funzionare per tutti, ma il metodo 16:8 è sicuramente uno dei più semplici perché ti abitua sin dall'inizio a una routine veloce e facile.

Per completezza, tuttavia, dedicheremo il capitolo successivo agli altri metodi di digiuno intermittente disponibili.

Capitolo 4: Altri Metodi di Digiuno Intermittente da Esplorare

Come abbiamo appena accennato, questo capitolo tratterà gli altri tipi di digiuno intermittente che potresti voler provare. Non devi iniziare con il metodo 16:8, puoi cominciare col metodo che ti attira di più, oppure potresti scegliere di abbandonare il metodo 16:8 se pensi che non stia producendo gli effetti che desideri.

Il punto è che il digiuno intermittente molto raramente non 'fa per te', si tratta principalmente del metodo che scegli. Se uno non funziona, probabilmente lo farà un altro. Come detto prima, parla sempre col tuo dottore prima di iniziare qualsiasi metodo di digiuno intermittente, specialmente se soffri di qualche condizione medica preesistente o stai assumendo qualsiasi tipo di farmaco. A parte quello, diamo un'occhiata ad alcuni altri metodi che potresti voler prendere in considerazione.

La Dieta 5:2, o Fast Diet

Ci si potrebbe riferire a questo metodo di digiuno intermittente sia come Fast Diet che come metodo 5:2, ma sono la stessa cosa. Questo metodo in particolare è stato reso famoso da un dottore inglese, Michael Mosley, che ha pubblicato molti articoli e un libro a riguardo.

Molto simile al metodo 16:8, con il metodo 5:2 mangerai normalmente per cinque giorni della settimana, cioè non ci sono limitazioni e dovrai semplicemente fare attenzione a mantenere una buona salute generale. Per gli altri due giorni della settimana dovrai ridurre drasticamente il tuo apporto calorico, 500 calorie per le donne e 600 per gli uomini. È importante fare questi due giorni a basso apporto calorico per assicurarsi di perdere peso in maniera corretta.

Potresti domandarti perché venga considerato un metodo di digiuno, dato che non c'è un vero e proprio periodo di digiuno. Potrebbe essere vero, ma questo apporto calorico molto basso per due giorni alla settimana è sufficiente per poterlo definire digiuno. Questo apporto calorico è letteralmente il minimo indispensabile ed è essenziale che tu non scenda al di sotto di queste quantità, altrimenti potresti correre il rischio di ammalarti. È anche importante non fare più di due giorni a questi livelli. Questi due giorni ipocalorici dovrebbero anche essere non consecutivi, cioè non dovresti avere due giorni ipocalorici di sabato e domenica, o lunedì e martedì.

Una routine semplice del metodo 5:2 potrebbe essere:

- Lunedì – mangia normalmente

- Martedì – giorno ipocalorico

- Mercoledì – mangia normalmente

- Giovedì – mangia normalmente

- Venerdì – giorno ipocalorico

- Sabato – mangia normalmente

- Domenica – mangia normalmente

Quando lo si vede così, non è un metodo particolarmente difficile, ma i giorni ipocalorici saranno piuttosto brutali all'inizio, e correrai il rischio di esagerare nel giorno in cui dovrai mangiare normalmente. Si riduce tutto alla tua forza di volontà, che dovrai provare a sviluppare per poter far funzionare questo metodo.

Pro:

- Cinque giorni alla settimana in cui potrai mangiare normalmente, senza limitazioni oltre al mangiare in maniera salutare

- Puoi far quadrare facilmente questo metodo con la tua vita sociale, semplicemente pianificando i pasti di giorno in giorno

- Devi solo pensare seriamente a cosa farai per due giorni alla settimana

Contro:

- La tentazione di esagerare quando inizi a mangiare normalmente dopo un giorno ipocalorico può essere forte all'inizio

- I giorni ipocalorici saranno difficili, specialmente all'inizio

Metodo Eat, Stop, Eat

Il metodo Eat, Stop, Eat è davvero, come suggerisce il nome, un ciclo in cui si mangia e poi ci si ferma nel corso di una settimana. Praticamente devi fare uno o due digiuni alla settimana, ma devono essere di 24 ore piene ogni volta. Per esempio, potresti seguire questa possibile routine:

- Lunedì – mangia normalmente fino alle 20 e poi inizia il tuo digiuno

- Martedì – digiuna per 24 ore, cioè puoi riiniziare a mangiare alle 20

- Mercoledì – mangia normalmente

- Giovedì – mangia normalmente

- Venerdì – mangia normalmente

- Sabato – digiuno opzionale di 24 ore, come prima

- Domenica – mangia normalmente

Come puoi vedere, se fai due digiuni completi non sono consecutivi, ma divisi nel corso della settimana. Per molte persone un digiuno è sufficiente, ma se vuoi migliorare gli effetti dovresti provare ad aumentarli a due col passare del tempo.

Il metodo Eat, Stop, Eat è stato creato dal famoso Brad Pilon, un esperto di fitness, e molte persone lo preferiscono perché prevede due soli giorni di digiuno, mentre il resto della settimana si può mangiare normalmente. Ovviamente, mangiare normalmente significa farlo in maniera sana e non che puoi mangiare qualsiasi cosa tu voglia. Come con il metodo 5:2, la tentazione di abbuffarsi dopo 24 ore di digiuno può essere molto forte, quindi dovrai sviluppare una forza di volontà di ferro per evitare che accada. In più, è ovviamente molto difficile digiunare per 24 ore piene, quindi non buttartici a capofitto facendo due giorni di digiuno da subito; vedi come va facendone uno prima di prendere la tua decisione.

Pro:

- Devi digiunare solo una o due volte a settimana e il resto del tempo puoi mangiare quello che vuoi (entro i limiti del ragionevole e con moderazione)
- Puoi scegliere se digiunare una o due volte, a seconda di come ti senti e cosa riesci a fare

- Questo metodo si adatta molto bene alla tua vita sociale perché incide solo su uno o due giorni

Contro:

- Digiunare per 24 ore piene è molto difficile

- La tentazione di abbuffarsi dopo un digiuno di 24 ore sarà tanta e dovrai essere molto forte per non cedere.

Digiuno a Giorni Alterni

Il nome è veramente molto esplicativo. Digiuno a giorni alterni significa sostanzialmente che dovrai digiunare un giorno sì e uno no. Non dovresti mai fare digiuni consecutivi, ma dovrebbe sempre esserci un giorno in cui mangi normalmente fra un digiuno e il successivo.

Questo metodo può sembrare brutale, ma ci sono un paio di variazioni, e una è leggermente più semplice dell'altra. In generale, tuttavia, il digiuno a giorni alterni non è l'opzione migliore per i novellini, e se volessi provarlo dovresti prima prepararti. Un programma per il digiuno a giorni alterni potrebbe essere questo:

- Lunedì – mangia normalmente

- Martedì – digiuno di 24 ore, o solo 500 calorie

- Mercoledì – mangia normalmente

- Giovedì – digiuno di 24 ore, o solo 500 calorie

- Venerdì – mangia normalmente

- Sabato – digiuno di 24 ore, o solo 500 calorie

- Domenica – mangia normalmente

Come vedi, anche se lo schema non funziona equamente, con due giorni successivi durante cui mangiare normalmente (domenica e lunedì), non dovresti mai fare due digiuni o giorni restrittivi consecutivi. Che tu scelga di fare un digiuno completo o un giorno ipocalorico dipende da te. Come abbiamo detto in precedenza, 500 calorie sono il minimo indispensabile, quindi gli effetti saranno molto simili qualunque opzione tu scelga. All'inizio del digiuno a giorni alterni potresti sentirti letargico e stanco, ma la situazione dovrebbe migliorare man mano che il tuo corpo ci si abitua, e inizierai a vederne i benefici.

Pro:

- Perdita di peso garantita, insieme a molti altri benefici

- I giorni in cui mangiare normalmente si adattano bene alla tua vita sociale, sempre che tu programmi tutto durante quei giorni

- È un programma facile da seguire, con un giorno in cui mangi normalmente seguito da uno di digiuno

Contro:

- Estremamente difficile per chi si sta approcciando al digiuno intermittente per la prima volta
- I digiuni e i giorni ipocalorici saranno molto difficili all'inizio, e la tentazione di mangiare troppo alla fine del giorno sarà forte

La Dieta del Guerriero

La Dieta del Guerriero è un altro metodo di digiuno intermittente piuttosto difficile, e non è consigliato per i principianti. Con questo metodo è molto più probabile che si verifichino degli effetti collaterali, semplicemente perché è molto limitante e riduce al minimo indispensabile l'intervallo di tempo per mangiare.

La Dieta del Guerriero è stata creata da Ori Hofmekler, un esperto di fitness ed ex membro delle Forze Speciali Israeliane che crede che dovremmo mangiare seguendo gli standard degli antichi guerrieri. Ciò significa digiunare per tutto il giorno e poi fare un pasto molto abbondante nelle ore notturne. Questo pasto può includere qualsiasi cosa, e sei incoraggiato a mangiare, mangiare, mangiare.

Durante le ore diurne puoi mangiare qualche frutto o verdura, purché siano crudi, e nient'altro, a parte i liquidi. Il tuo intervallo per mangiare è di sole 4 ore, e ovviamente l'incitamento a mangiare qualsiasi cosa tua voglia in 4 ore può portare a dolori di stomaco, a meno che non impari che tipi di cibo mangiare e quali evitare.

Ci sono alcune variazioni della Dieta del Guerriero in termini di come prepararsi per riuscire a seguirla, dato che non è consigliabile buttarcisi direttamente a capofitto. Tuttavia, i risultati finali saranno gli stessi e dovrai digiunare per 20 ore e mangiare solo per 4.

Pro:

• Perdita di peso praticamente garantita e piuttosto veloce

Contro:

• Dovrai abituarti a orari particolari dato che dovrai mangiare nel corso della sera, prima di andare a letto

• All'inizio le possibilità di avere disturbi di stomaco sono molto elevate, e per aggirarli dovrai imparare quali cibi sono troppo pesanti, e quindi da evitare, e quali sono più leggeri

• Digiunare per 20 ore è molto difficile, anche quando sgranocchi frutta e verdura cruda

• Le possibilità che si manifestino degli effetti collaterali sono molto più elevate rispetto agli altri metodi di digiuno intermittente

Salto Spontaneo dei Pasti

Molte persone saltano spontaneamente i pasti di tanto in tanto senza nemmeno accorgersene, ma renderla un'abitudine consapevole può trasformarla in un metodo molto efficace di digiuno intermittente.

Con il metodo del salto spontaneo dei pasti non devi seguire un piano specifico, cioè non ci sono regole come 'fai così lunedì, così martedì'; avrai invece la libertà di controllare la tua giornata. Ciò significa che salterai alcuni pasti, per esempio ogni volta che non hai abbastanza fame per mangiare quando sei impegnato, o quando pensi che sia un buon momento per farlo.

Siamo programmati per credere di dover mangiare tre pasti ogni giorno per stare in salute e non morire di fame. Ma non è vero. Leggendo del digiuno intermittente fino a questo punto avrai capito che non si possono applicare delle regole generali. Finché assimili la quantità giusta di calorie nel corso delle 24 ore, non morirai di fame, non avrai un'alimentazione sbagliata, e quindi non ti succederà niente di dannoso. Il corpo è perfettamente in grado di sopravvivere senza cibo per un certo lasso di tempo, quindi saltare un pasto non sarà un problema. Devi semplicemente stare attento a come ti senti e mangiare qualcosa se ti sembra sia necessario, cioè quando hai davvero molta fame, ti gira la testa, tremi, ecc.

Per far funzionare questo metodo, devi saltare dei pasti regolarmente, altrimenti gli effetti non saranno cumulativi. Anche se non c'è bisogno di pianificare il salto spontaneo dei pasti (altrimenti non sarebbe spontaneo), la tua settimana potrebbe essere simile a questa, quando ci ripensi:

- Lunedì – non hai fame, quindi salti la colazione e inizi a mangiare a pranzo
- Martedì – sei un po' impegnato a pranzo, quindi passi direttamente alla cena più tardi nel corso della giornata
- Mercoledì – mangi normalmente
- Giovedì – ti alzi tardi, quindi non hai tempo di fare colazione
- Venerdì – mangi normalmente
- Sabato – mangi normalmente
- Domenica – fai colazione tardi e sei molto pieno fino a cena, quindi salti il pranzo e mangi più tardi

Ovviamente dovresti assicurarti di fare sempre scelte sane durante i pasti che fai, altrimenti staresti semplicemente ingerendo le calorie del pasto che hai saltato, e non otterresti nessuno dei benefici del digiuno.

Pro:

- Non c'è bisogno di pianificare niente, puoi essere spontaneo e vedere come ti senti di giorno in giorno

- Hai pieno controllo sui periodi in cui mangiare e in cui digiunare

- È un modo molto naturale di mangiare e digiunare.

Contro:

- Può essere facile 'dimenticarsi' di saltare un pasto, o non saltarne abbastanza da rendere visibili gli effetti

- Devi mangiare in maniera salutare il resto delle volte, altrimenti staresti assimilando le calorie extra in seguito e non perderesti peso – potresti anche ingrassare!

- Potrebbe essere un modo più lento di perdere peso, perché non c'è nessun piano specifico; dipende da quanto sei dedicato a saltare i pasti.

Trovare il Tuo Metodo Ideale

Questi sono i metodi principali di digiuno intermittente che puoi trovare in giro al momento, ma dato che questa è una bestia in costante cambiamento, e che il mondo delle diete si modifica e cambia sempre, puoi aspettarti che ne vengano fuori altri nel corso del tempo. Tenendo questo a mente, dovresti essere sempre disponibile a imparare di più sui nuovi metodi, per vedere se sono adatti per te, o per capire se vuoi proseguire col metodo che hai seguito fino ad ora.

Noi siamo grandi sostenitori del metodo 16:8 presentato in questo libro, e pensiamo che per la maggior parte delle persone sia il migliore con cui iniziare. Detto ciò, sappiamo anche che non per tutti funziona la stessa cosa, come abbiamo detto già diverse volte. Ti abbiamo dato informazioni sui tipi principali di digiuno intermittente, alcuni semplici da seguire, altri più complessi e che richiedono quindi uno sforzo in più. In questa lista c'è un altro metodo che ti piacerebbe provare per primo?

Ricorda, non è una buona idea iniziare subito con il digiuno a giorni alterni o con la Dieta del Guerriero, perché sono metodi adatti solo a chi ha esperienza col digiuno e per chi ha un livello estremamente alto di salute generale e fitness. Scegliere da subito questi metodi più difficili, quando non hai nessuna esperienza col digiuno, potrebbe provocare molti effetti collaterali, come problemi di digestione, stanchezza, sistema immunitario indebolito e fame estrema. Certo, passeranno, ma non vale la pena soffrirne quando ci sono altri metodi ugualmente efficaci che non causeranno tutti quegli effetti indesiderati.

Il metodo 5:2, o Fast Diet, è probabilmente il secondo metodo più semplice da seguire. Anche se i giorni ipocalorici sono difficili, con solo 500 calorie per le donne e 600 per gli uomini, gli altri cinque giorni sono normali e non necessitano di nessuna pianificazione, a parte il mangiare sano in generale. Potrebbe essere un'altra valida alternativa se pensi che la dieta del 16:8 non sia abbastanza rigorosa o che non sia adatta per te. Il salto spontaneo dei pasti è un'altra buona opzione, tuttavia potrebbe non essere abbastanza strutturato per molte persone e potrebbe non dare molti risultati se non viene saltato un numero sufficiente di pasti.

Il modo migliore per scegliere il metodo ideale per te è di pensare a cosa puoi gestire e con cosa avrai problemi. Va bene sfidare se stessi, ma ricorda che il punto principale del digiuno intermittente non sono solo la perdita di peso e gli altri benefici per la salute, ma anche il fatto che si integri bene con uno stile di vita normale molto più semplicemente rispetto a un'altra dieta ipocalorica o alla moda. Quando il tuo metodo di digiuno intermittente inizia a interferire con il tuo stile di vita, dovresti prendere in considerazione altre opzioni.

Ricorda, il digiuno intermittente è pensato per essere una risposta a salute e benessere sostenibile e a lungo termine. Se il tuo metodo non ti permette di fare e mangiare le cose che ami (con moderazione, ovviamente), allora è un segno piuttosto evidente che hai scelto quello sbagliato. Non ci sono regole che dicono che devi continuare col primo metodo che hai scelto. Anche se all'inizio cambiare da un metodo a un altro confonderà un po' il tuo corpo, si riadatterà nel giro di pochi giorni, quindi se pensi di voler cambiare il metodo scelto puoi sicuramente farlo senza preoccupazioni.

Arrivederci, e Buona Fortuna!

Siamo alla fine dei nostri capitoli informativi. L'ultimo riguarderà una serie di esempi divertente di tutti i cibi deliziosi che puoi provare quando mangi in maniera sana e come parte di una routine di digiuno alimentare, in particolare del metodo 16:8. Ti offriamo un bonus di 20 ricette deliziose che puoi creare da zero. Ricorda, cucinare da sé è molto meglio che comprare del cibo pronto, e se scegli i prodotti più freschi, e preferibilmente organici, otterrai molti più nutrienti e ne guadagnerai anche in bontà in generale.

Mangiare sano non è ingegneria aerospaziale, e di sicuro non è necessariamente difficile. Capirai quali alimenti mangiare e quali goderti solo in moderazione man mano che ti abituerai al tuo metodo e diventerà parte della tua vita. In generale, mangiare sano dovrebbe significare che segui queste regole:

- Friggere non va bene, a meno che usi l'olio di cocco o l'olio extra vergine di oliva

- Grigliare, bollire, arrostire e cucinare al vapore sono meglio che friggere

- Se scegli il burro o altri grassi, assicurati di mangiarne quantità minime, per esempio se metti il burro sul pane, spalmalo e poi raschia via gli eccessi

- La carne magra è migliore della carne con alto contenuto di grassi, ed è più buona

- Scegli sempre la carne che deriva da un animale alimentato su pascolo

- Scegli i prodotti organici e freschi, per evitare l'uso di pesticidi e altri additivi

- Scegli sempre uova e latticini da allevamento libero, ed evita i prodotti provenienti da fattorie o animali in gabbia

- Controlla sempre che il pesce che acquisti non contenga mercurio e che sia stato pescato direttamente in acqua e non proveniente da allevamenti ittici

- Varia sempre e assicurati di non mangiare la stessa cosa per diverse volte di fila – ti annoierai e proverai a mangiare qualcosa di poco sano!

- Se pensi di avere fame, è possibile che non sia vero, e che tu sia semplicemente annoiato o assetato. Prova a distrarti leggendo un libro, facendo qualcosa o andando a fare una passeggiata, e bevi un bicchiere d'acqua per vedere se la sensazione passa

• La fame vera si percepisce nello stomaco, con dei brontolii che indicano i morsi della fame. La fame finta si percepisce in bocca o è frutto della tua immaginazione. Imparerai a distinguerle nel corso della tua routine di digiuno

• L'esercizio fisico di farà sentire più leggero, pieno di energia e molto più sano, quindi rendilo parte della tua routine, a prescindere dal tipo di esercizio che scegli

• Se hai una giornata no e decidi di fare uno spuntino poco salutare, non abbatterti. Prometti semplicemente di non lasciar degenerare la situazione e torna a fare pasti sani. Sei umano, dopotutto!

Queste sono le regole che dovresti seguire. Se ci riesci e ti immergi davvero nel nuovo stile di vita del digiuno, noterai sicuramente una perdita di peso e una serie di benefici per la salute.

Tutto ciò che ci rimane da dire è: buona fortuna!

Capitolo 5: BONUS: Ricette per il Metodo 16:8 Facili e Deliziose

Come regalo finale, ti mostreremo come preparare 20 ricette deliziose che puoi incorporare facilmente nel tuo piano alimentare 16:8. Niente più sentirsi affamati, niente più limitazioni, queste ricette sono deliziose, semplici da preparare, e non costano nemmeno un patrimonio!

Per la maggior parte delle ricette non ti serviranno strumenti specifici o fuori dall'ordinario. Tuttavia, ti serviranno una bilancia, cucchiai e cucchiaini, e tazze. Ti aiuteranno a pesare correttamente gli ingredienti, così eviterai di aggiungere troppo di qualcosa e quindi rovinare la ricetta o renderla poco salutare!

Non indicheremo un nome specifico per i pasti, come colazione, pranzo o cena, perché, come abbiamo già detto nel capitolo 4, potresti saltare la colazione e decidere di mangiare direttamente a pranzo! Il digiuno intermittente lascia libera scelta, quindi queste ricette saranno varie in termini di quantità e contenuti, di modo che tu possa scegliere quando vuoi prepararle. Alcune possono anche essere preparate in anticipo e conservate nel freezer – il digiuno intermittente è pensato per essere integrato nel tuo stile di vita, quindi perché non preparare quantità maggiori e poi scongelarle quando ti va di mangiarle, magari dopo il lavoro o dopo una giornata piena!

Noterai anche che abbiamo incluso i macronutrienti contenuti in ogni ricetta. Per esempio, quante calorie o quanti carboidrati contengono, quante proteine, grassi, ecc. Queste informazioni ti aiuteranno a scegliere quali pasti preparare in giorni specifici, di modo che non esageri con le calorie, o, al contrario, ne assimili troppo poche.

Basta con le chiacchiere, mettiamoci al lavoro!

Pollo e Verdure Saltati con Pesto

Porzioni - 4

Tempo di preparazione – 10 minuti

Tempo di cottura – 20 minuti

Macronutrienti per porzione:

Calorie 434

Carboidrati 18.5g

Grassi 20g

Proteine 8g

Ingredienti

- 2 cucchiai di olio di oliva

- 6 cosce di pollo disossate senza pelle

- 2 pomodori secchi, tritati grossolanamente

- 4 turioni di asparagi

- 2 cucchiai di pesto

- 8 pomodori ciliegino, tagliati a metà

Preparazione

1. Preriscaldare il fornello a fuoco medio
2. Aggiungere l'olio di oliva in una padella grande e farlo riscaldare
3. Una volta caldo, aggiungere il pollo e salare
4. Aggiungere metà dei pomodori secchi
5. Cucinare il contenuto della padella per circa 10 minuti, assicurandosi di girare il pollo di tanto in tanto
6. Una volta che il pollo è cotto, toglierlo dalla padella insieme ai pomodori, lasciando l'olio
7. Aggiungere gli asparagi nella padella e salare
8. Aggiungere il resto dei pomodori secchi e cucinare per altri 10 minuti
9. Una volta cotti, metterli in un piatto da portata
10. Rimettere il pollo nella padella e mescolarlo col pesto, facendolo cuocere per un paio di minuti e assicurandosi che il pollo sia estremamente caldo
11. Mettere il pollo nel piatto da portata
12. Servire con contorno di pomodori ciliegino

Hamburger di Tacchino Fatto in Casa con Salsa ai Sottaceti

Porzioni - 4

Tempo di preparazione - 10 minuti

Tempo di cottura - 20 minuti

Macronutrienti per porzione:

Calorie 258

Carboidrati 10g

Grassi 13g

Proteine 3g

Ingredienti

- 900gr di tacchino macinato, preparato in quattro hamburger

- 1 cipolla, tritata finemente

- 1 peperone rosso, tagliato finemente

- 3 tazze di cavolo rosso, tagliato o tritato

- 1 cucchiaio di olio di oliva

- ¼ di tazza di aceto balsamico

- 60gr di sale all'aglio

- 4 foglie di lattuga, possibilmente grandi

Preparazione

1. Prendere una padella grande e metterla su fuoco medio

2. Aggiungere l'olio di oliva e farlo riscaldare

3. Aggiungere la cipolla, il cavolo rosso e il peperone e cuocere finché si ammorbidisce tutto

4. Aggiungere l'aceto balsamico e il sale all'aglio e mescolare; lasciare cuocere a fuoco lento per alcuni minuti fino a che gli ingredienti si sono caramellatati con l'aceto

5. Rimuovere il contenuto della padella e metterlo da parte a raffreddare

6. Condire gli hamburger di tacchino con sale e pepe

7. Cuocere gli hamburger per circa 4 minuti per lato in una padella o sulla griglia

8. Una volta cotti, mettere ogni hamburger in una foglia di lattuga e aggiungere un po' di condimento

Crocchette di Tonno Fatte in Casa con Salsa al Limone

Porzioni - 1

Tempo di preparazione - 10 minuti

Tempo di cottura - 20 minuti

Macronutrienti per porzione

(2 crocchette sono una porzione):

Calorie 280

Carboidrati 14g

Grassi 11g

Proteine 4g

Ingredienti

Per le crocchette di tonno:

• Mezza zucchina, grattugiata

• 1 scatoletta di tonno scolato

• 2 cucchiai di avena

• 2 cucchiai di formaggio a scelta, a pezzetti

• 1 uovo

• ¼ di cucchiaino di sale all'aglio

- ¼ di cucchiaino di aneto

- ¼ di cucchiaino di cipolla in polvere

Per la salsa:

- 2 cucchiai di yogurt, meglio se greco

- 1 cucchiaino di succo di limone

- ¼ di cucchiaino di aneto

- ¼ di cucchiaino di sale all'aglio

Preparazione

1. Mettere la zucchina grattugiata in un panno da cucina o simili, strizzandolo in modo da far uscire il liquido

2. In una scodella di medie dimensioni, mettere la zucchina e il tonno, l'avena, il formaggio a pezzetti, il sale all'aglio, l'aneto, la cipolla in polvere, il pepe e l'uovo, mescolando bene

3. Aggiungere un po' di olio di oliva in una padella grande

4. Formare una palla con metà della preparazione, poi schiacciarla e formare una crocchetta; ripetere con l'altra metà

5. Mettere le crocchette nella padella, cucinare a fuoco medio per circa 6 minuti per lato

6. Nel frattempo, unire gli ingredienti per la salsa in una ciotola piccola e assicurarsi che siano mischiati bene

7.   Una volta che le crocchette sono pronte, metterle in un piatto e farle raffreddare leggermente

8. Aggiungere un cucchiaio di salsa. Buon appetito!

Burrito Salutare

Porzioni - 4

Tempo di preparazione - 5 minuti

Tempo di cottura - 10 minuti

Macronutrienti per porzione:

Calorie 352

Carboidrati 22g

Grassi 20g

Proteine 8g

Ingredienti

- 8 uova

- 1 cucchiaio di latte

- 1 cucchiaio di aglio, tritato

- 1 peperoncino, tritato

- Mezza cipolla, se possibile rossa, tritata

- 4 fette di pancetta, cotta

- Sale

- Pepe

- 4 piadine (multi-cereali o integrali)

• Un po' di formaggio (facoltativo)

Preparazione

1. Prendere una pentola di medie dimensioni e scaldarla a fuoco medio
2. Aggiungere l'aglio e cuocere per un paio di minuti, finché se ne sente l'odore
3. Sbattere le uova con il latte e metterle da parte
4. Aggiungere nella padella il peperoncino e la cipolla e lasciare cuocere un altro paio di minuti
5. Aggiungere le uova e cuocere per 4 minuti
6. Una volta cotte, aggiungere un quarto della preparazione con le uova su ciascuna piadina e aggiungere un pezzo di pancetta
7. Aggiungere formaggio a piacimento
8. Avvolgere la piadina. Buon appetito!

Delizioso Pasticcio di Uova

Porzioni - 8

Tempo di preparazione - 10 minuti

Tempo di cottura - 30 minuti

Macronutrienti per porzione:

Calorie 370

Carboidrati 23g

Grassi 20g

Proteine 24g

Ingredienti

- 4.5 tazze di pane integrale, tagliato a cubetti

- 2 tazze di formaggio, a pezzetti

- 10 uova, sbattute

- 120ml di latte

- 1 cucchiaio di senape secca

- 1 cucchiaino di sale

- ¼ di cucchiaino di cipolla in polvere

- 8 fette di pancetta, cotte e sbriciolate

- 0.5 tazza di funghi, tagliati

Preparazione

1. Preriscaldare il forno a 325 °C
2. Prendere una teglia di circa 30cm e foderarla di carta da forno
3. Prendere il pane a cubetti e metterlo in modo uniforme sul fondo della teglia di modo che sia completamente coperto
4. Aggiungere il formaggio in un unico strato uniforme
5. Prendere una ciotola e mescolare bene latte, senape, uova, pepe, cipolla in polvere e sale
6. Versare uniformemente il preparato sopra il pane e il formaggio
7. Aggiungere la pancetta e i funghi, assicurandosi anche qui che formino uno strato uniforme
8. Mettere la teglia in forno per mezz'ora. Il pasticcio sarà pronto quando sarà diventato di un bel colore dorato
9. Togliere dal forno e far raffreddare per dieci minuti
10. Tagliare a fette e servire

Insalata Cobb di Pollo con un Twist BBQ

Porzioni - 1

Tempo di preparazione - 10 minuti

Tempo di cottura - 25 minuti

Macronutrienti per porzione:

Calorie 280

Carboidrati 19g

Grassi 9.5g

Proteine 27.5g

Ingredienti

- 80gr di petto di pollo, disossato e senza pelle

- 2 cucchiai di salsa BBQ

- 2 fette di pancetta, tagliata in pezzi piccoli

- 360gr di lattuga romana, tagliata

- 40gr di pomodori ciliegino, a pezzi

- ¼ di avocado, a pezzi

- 1 uovo bollito, a pezzi

Preparazione

1. Preriscaldare il forno a 350 °C
2. Prendere il pollo e coprirlo con 1 cucchiaio di salsa BBQ
3. Prendere una teglia e foderarla con carta da forno
4. Mettere il pollo nella teglia e infornare per 25 minuti, o finché il pollo è cotto
5. Mentre cuoce il pollo, cucinare la pancetta secondo preferenza e poi tagliarla a pezzetti
6. Prendere una scodella e metterci la lattuga, disponendola attentamente
7. Una volta cotti, aggiungere il pollo e la pancetta, quindi l'uovo, i pomodori e l'avocado
8. Condire col resto della salsa BBQ e mangiare finché ancora caldo

Zuppa Ricca di Quinoa e Carote

Porzioni - 4

Tempo di preparazione - 10 minuti

Tempo di cottura - 50 minuti

Macronutrienti per portata:

Calorie 280

Carboidrati 44g

Grassi 7g

Proteine 9g

Ingredienti

- 1 cucchiaio di olio di cocco

- 1 cipolla media, tagliata a pezzi

- 1 scalogno piccolo, tritato finemente

- 1 cucchiaino di aglio, tritato

- 1 cucchiaino di timo, meglio se fresco

- 3 foglie di salvia, se possibile fresche

- 1 cucchiaino di cumino

- ¼ di cucchiaino di curcuma

- Un po' di pepe nero, secondo preferenza

- 450gr di carote, tagliate a pezzi

- 220gr di pastinaca, tagliata a pezzi

- ¼ di tazza di quinoa, cruda, lavata e asciugata bene

- 5 tazze di brodo, meglio se vegetale, oppure di acqua

Preparazione

1. Per questa ricetta, servirà una pentola grande

2. Aggiungere l'olio di cocco e mettere su fuoco medio

3. Una volta caldo, aggiungere l'aglio, la cipolla e lo scalogno e cuocere per circa 6 minuti

4. Aggiungere cumino, curcuma, timo e salvia con il pane, e mescolare bene

5. Aggiungere la pastinaca e le carote e mescolare di nuovo

6. Aggiungere la quinoa e mescolare

7. Aggiungere il brodo o l'acqua e portare a ebollizione

8. Una volta arrivato a bollore, abbassare la temperatura e cuocere a fuoco lento

9. Cuocere per 30-40 minuti, finché tutto è morbido e ben cotto

10. Togliere la pentola dal fuoco e far raffreddare per circa 5 minuti, finché si restringe

11. Prendere un frullatore a immersione e miscelare finché non si forma un composto senza grumi

12. Servire calda

Stufato d'Agnello Caldo

Porzioni - 4

Tempo di preparazione - 15 minuti

Tempo di cottura - 1 ora e 30 minuti

Macronutrienti per porzione:

Calorie 343

Carboidrati 30g

Grassi 9g

Proteine 28.5g

Ingredienti

- 2 cucchiaini di olio di oliva, meglio se extra vergine

- 450gr di agnello, il più magro possibile, tagliato a cubetti

- Un po' di sale

- Un po' di pepe

- 1 cipolla grande, tritata

- 1 gambo di sedano, tritato

- 2 spicchi d'aglio, tritati

- 2 carote, tagliate a pezzi piccoli

- 1.5 cucchiaino di origano

- 2 tazze di brodo, meglio se di pollo, ma va bene anche vegetale

- ¼ di tazza di vino rosso, meglio se secco

- 0,4L di salsa di pomodoro

- 1 cucchiaino di scorza di limone

- 0.5 chucchiaino di cannella

- 1 patata dolce, a pezzi

- 1 limone, a pezzi

Preparazione

1. Per questa ricetta servirà un forno olandese, in cui mettere l'olio a scaldare a temperatura medio-alta
2. Una volta caldo, aggiungere la carne e un po' di sale e pepe a piacimento
3. Rosolare l'agnello su entrambi i lati
4. Aggiungere il sedano e la cipolla e cuocere per circa 4 minuti o finché sono morbidi
5. Aggiungere l'aglio e cuocere per mezzo minuto
6. Aggiungere l'origano e mescolare bene, quindi aggiungere le carote, continuando a mescolare per un altro mezzo minuto
7. Aggiungere il vino, il brodo, la salsa di pomodoro, la scorza di limone e la cannella; mescolare bene
8. Aggiungere la patata dolce e il limone, mescolare di nuovo

9. Portare a ebollizione, poi abbassare il fuoco a temperatura bassa, coprendo con un coperchio

10. Cuocere finché le verdure sono morbide e l'agnello completamente cotto, per circa 80-90 minuti

11. Aggiustare di sale e pepe a piacere

Pollo al Marsala Speziato

Porzioni - 4

Tempo di preparazione - 10 minuti

Tempo di cottura - 20 minuti

Macronutrienti per porzione:

Calorie 365

Carboidrati 18g

Grassi 6g

Proteine 51g

Ingredienti

- 4 cotolette di pollo, battute finché non sono piuttosto sottili

- Un po' di sale a piacere

- 1 uovo, sbattuto

- 0.5 tazza di farina integrale, più un altro cucchiaio e mezzo

- 450gr di funghi champignon, a pezzi

- 4 spicchi d'aglio, tritati

- 0.5 tazza di vino Marsala, meglio se secco

- 1 tazza di brodo di pollo, meglio se a basso contenuto di grassi

- ¼ di tazza di yogurt greco

- Un po' di pepe

- Formaggio per guarnizione (opzionale)

Preparazione

1. Per questa ricetta sono necessarie due padelle antiaderenti, e devono essere messe entrambe sul fornello a temperatura medio-bassa

2. Condire il pollo con un po' di sale e aspettare che le padelle, con un po' di olio da cucina, si siano scaldate

3. In una ciotola piccola, aggiungere l'uovo sbattuto e la mezza tazza di farina integrale e mescolare

4. Immergere il pollo nella miscela e coprirlo completamente prima di metterlo nelle padelle, due fette in ognuna

5. Cuocere il pollo per circa 4 minuti su entrambi i lati

6. Mettere il pollo su un piatto e mantenerlo caldo coprendolo con un foglio di alluminio

7. Pulire le padelle e alzare la temperatura, aggiungendo un altro po' d'olio

8. Dividere i funghi nelle due palle e cuocere per circa 3 minuti

9. Mettere tutti i funghi in una padella e aggiungere l'aglio e un po' di sale

10. Abbassare la temperatura e cuocere per un altro minuto

11. Aggiungere il resto della farina integrale insieme al vino e al brodo, mescolando bene

12.   Far sobbollire il composto, per circa 3 minuti

13.   Togliere la padella dal fuoco e aggiungere lo yogurt e un altro po' di sale e pepe, mischiando bene

14.   Togliere l'alluminio dal pollo e metterlo in un piatto, versandovi sopra la salsa al Marsala

15.   Aggiungere un po' di formaggio a piacere

Ratatouille Veloce

Porzioni - 4

Tempo di preparazione - 10 minuti

Tempo di cottura - 12 minuti

Macronutrienti per porzione:

Calorie 228

Carboidrati 3g

Grassi 19g

Proteine 3g

Ingredienti

- 2 cipolle, a fette

- 4 spicchi di aglio, tritati molto finemente

- 0.5 tazza di olio di oliva

- 1 peperone verde, tagliato a pezzi piccoli

- 1 peperone rosso, tagliato a pezzi piccoli

- 1 melanzana, a cubetti

- 4 zucchine, a cubetti

- 8 pomodori, senza semi e affettati

- 1 cucchiaio di basilico, tritato. Meglio se fresco, se è essiccato usarne solo 1 cucchiaino

- 1.5 cucchiaino di sale

- Un po' di pepe nero

Preparazione

1. Prendere una padella grande e profonda o una pentola
2. Aggiungere l'olio e fargli raggiungere una temperatura medio-alta
3. Aggiungere le cipolle e l'aglio e cuocere per alcuni minuti, finché le cipolle diventano trasparenti
4. Aggiungere i peperoni, le zucchine e la melanzana e mescolare
5. Abbassare la temperatura e coprire la pentola con un coperchio, facendo cuocere a fuoco lento per circa 10 minuti
6. Aggiungere sale e pepe e i pomodori, mescolare bene e coprire di nuovo la padella; continuare a cuocere per altri 10 minuti
7. Togliere il coperchio e mischiare il composto, lasciando che si riduca
8. Aggiustare di sale e pepe e servire ancora caldo. Il piatto è pronto quando è tutto mescolato bene, ma non è particolarmente 'bagnato'

Pollo Cajun Impanato nel Grano Saraceno

Porzioni - 4

Tempo di preparazione - 10 minuti

Tempo di cottura - 20 minuti

Macronutrienti per porzione:

Calorie 379

Carboidrati 9g

Grassi 18g

Proteine 45g

Ingredienti

- ¼ di tazza di farina di grano saraceno

- 2 cucchiai di paprika in polvere, la versione dolce si adatta meglio a questa ricetta

- 1 cucchiaino di curcuma in polvere

- 1 cucchiaino di cumino in polvere

- 1 cucchiaino di coriandolo in polvere

- Un po' di sale

- Un po' di pepe

- 0.5 cucchiaino di cannella in polvere

- Un po' di olio di cocco per cucinare

- 4 petti di pollo, ma si possono usare anche le cosce

- 1 peperoncino rosso, tritato molto finemente (attenzione a lavarsi le mani!)

- Alcune mandorle, tritate molto finemente

Preparazione

1. Mischiare la farina e le polveri in una ciotola
2. Impanare uniformemente il pollo col composto
3. Aggiungere l'olio di cocco in una padella grande, lasciandolo riscaldare a temperature medio-bassa
4. Mettere il pollo nella padella e cuocere su entrambi i lati finché è pronto
5. Una volta cotto, mettere in un piatto da portata e servire con il peperoncino e le mandorle tritati finemente
6. Aggiungere un po' di sale e pepe a piacere

Pizza Rucola e Funghi

Porzioni - 4

Tempo di preparazione - 10 minuti

Tempo di cottura - 20 minuti

Macronutrienti per porzione

(una fetta è una porzione):

Calorie 185

Carboidrati 4.5g

Grassi 15g

Proteine 7.5g

Ingredienti

- Farina di mais sufficiente per coprire una teglia da pizza da 35cm

- 200gr di funghi selvatici. Si può scegliere un mix di galletti e porcini, i più gustosi

- 2 cucchiai di olio di oliva

- Un po' di sale e pepe

- 2 tazze di foglie di rucola, tagliate grossolanamente

- 1.5 cucchiaino di succo di limone, fresco per avere un sapore migliore

- 1 tazza di formaggio grattugiato, la groviera è ideale per questa pizza

- 1 confezione di impasto per pizza

Preparazione

1. Preriscaldare il forno a 125 °C
2. Prendere una teglia per pizza da 35cm e coprirne uniformemente la base con la farina di mais
3. Aggiungere un cucchiaio di olio e i funghi in una pirofila
4. Aggiungere un po' di sale e pepe e mescolare per assicurarsi che sia tutto ricoperto omogeneamente
5. Mettere in forno per 10 minuti e poi mettere da parte
6. In una ciotola, mischiare il succo di limone, il resto dell'olio e la rucola, condendo con sale e pepe
7. Preparare l'impasto della pizza secondo le istruzioni e spalmarne i bordi con un po' di olio di oliva
8. Aggiungere il formaggio uniformemente sull'impasto
9. Aggiungere i funghi, ma assicurarsi di lasciare uno spazio di 5cm dai bordi
10. Infornare per circa 10 minuti
11. Una volta cotta, metterla da parte e farla raffreddare per un paio di minuti
12. Tagliare a fette e guarnire con un po' di rucola

Sformato Messicano Facile

Porzioni - 4

Tempo di preparazione - 15 minuti

Tempo di cottura - 45 minuti

Macronutrienti per porzione:

Calorie 70

Carboidrati 4.5g

Grassi 20g

Proteine 4.6g

Ingredienti

- 1 testa di cavolfiore

- 0.5 cipolla, affettata

- 1 peperone rosso, affettato

- 1 peperone verde, affettato

- 1 jalapeño, affettato

- 1 cucchiaino di cumino

- 1 cucchiaino di polvere di peperoncino

- 8 pomodori, i ciliegino sono i più adatti, tagliati a metà

- 1.5 tazza di formaggio, grattugiato

Preparazione

1. Preriscaldare il forno a 240 °C
2. Scaldare un po' di olio d'oliva in una padella grande a temperatura media
3. Aggiungere le cipolle, la polvere di peperoncino, il cumino e i peperoni e mescolare bene; cuocere per circa 2 minuti
4. Togliere dal fuoco e mettere da parte
5. Sbriciolare il cavolfiore in pezzi piccoli e metterlo nel microonde per circa 3 minuti
6. Una volta terminato, aggiungere i pomodori e una tazza di formaggio e mescolare bene
7. Aggiungere al composto coi peperoni e mescolare di nuovo
8. Prendere una pirofila di medie dimensioni e foderarla di carta da forno
9. Mettere gli ingredienti nella pirofila e distribuirli uniformemente
10. Aggiungere il resto del formaggio e far cuocere per mezz'ora
11. Lasciare raffreddare prima di tagliarlo e servirlo

Funghi Champignon Ripieni

Porzioni - 4

Tempo di preparazione - 10 minuti

Tempo di cottura - 20 minuti

Macronutrienti per porzione

(2 funghi sono una porzione):

Calorie 318

Carboidrati 11.6g

Grassi 21.9g

Proteine 21.6g

Ingredienti

- 8 funghi champignon, quelli grandi sono più adatti

- 230gr di cavolo, più è fresco meglio è

- 8 fette di formaggio, a scelta

- 2 cucchiai di olio di oliva, meglio se extra vergine

Preparazione

1. Preriscaldare il forno a 250 °C
2. Foderare una teglia con carta da forno

3. Mettere i funghi sulla teglia, con la testa rivolta verso l'alto

4. Mettere un filo d'olio sopra ai funghi e infornare per circa 10 minuti

5. Una volta cotti, aggiungere una fetta di formaggio sopra ciascun fungo e un po' di cavolo

6. Infornare di nuovo per 3 minuti; i funghi sono pronti quando il formaggio si è fuso

7. Lasciare raffreddare prima di servire

Peperoni Ripieni di Quinoa e Tacchino

Porzioni - 7

Tempo di preparazione - 5 minuti

Tempo di cottura - 55 minuti

Macronutrienti per porzione:

Calorie 262

Carboidrati 22g

Grassi 9g

Proteine 23g

Ingredienti

- 2 cucchiai di olio extra vergine di oliva

- 1 cipolla, meglio se rossa, a dadini

- 3 spicchi d'aglio

- 1 peperone chipotle, più è grande meglio è, tritato

- 450gr di macinato di tacchino magro

- 1 cucchiaino di paprika, se possibile affumicata

- 1 cucchiaino di cumino

- 0.5 cucchiaino di sale

- ¼ di cucchiaino di pepe nero

- 420gr di pomodori alla griglia, tagliati a pezzetti

- ¾ di tazza di fagioli neri scolati

- ¾ di tazza di mais, surgelato si adatta meglio alla ricetta

- ¼ di tazza di coriandolo, se possibile fresco, sminuzzato

- 0.5 tazza di quinoa

- 7 peperoni, con la parte superiore rimossa e svuotati dei semi

- ¾ di tazza di formaggio, grattugiato

Preparazione

1. Preriscaldare il forno a 240 °C
2. Aggiungere un bicchiere d'acqua in una pentola e portarla a ebollizione
3. Una volta che l'acqua bolle, aggiungere la quinoa e coprire, portandola di nuovo a ebollizione
4. Far sobbollire la quinoa per circa 12 minuti e mettere da parte prima che si gonfi
5. Aggiungere un po' d'olio in una padella grande a fuoco medio-alto
6. Aggiungere le cipolle e cuocere per circa 3 minuti
7. Aggiungere il chipotle e l'aglio e cuocere per un altro minuto
8. Aggiungere paprika, sale, pepe, cumino e poi pomodori, coriandolo, mais e fagioli; mescolare

9. Cuocere per circa 5 minuti, finché tutto il liquido è evaporato

10. Mischiare il macinato di tacchino con la quinoa e aggiungere agli altri ingredienti; mescolare bene

11. Mettere un po' di olio da cucina in una teglia da forno grande

12. Disporre i peperoni sulla teglia, assicurandosi che non possano cadere

13. Aggiungere il composto col tacchino dentro ogni peperone

14. Mettere in forno per 40 minuti

15. Aggiungere un po' del formaggio grattugiato sopra ogni peperone e infornare di nuovo per un minuto

16. Una volta cotti, aggiungere il coriandolo e servire

Stufato di Pesce Leggero

Porzioni - 4

Tempo di preparazione - 10 minuti

Tempo di cottura - 25 minuti

Macronutrienti per porzione:

Calorie 325

Carboidrati 26g

Grassi 7g

Proteine 34g

Ingredienti

- 4 fette di pane integrale vecchio a cubetti

- 2 cucchiai di olio d'oliva

- 1 cipolla, tritata molto finemente

- 2 spicchi d'aglio, schiacciati e tritati

- 1 cucchiaio di scaglie di peperoncino essiccato

- 400gr di pomodori pelati, sminuzzati

- 4 filetti di pesce bianco, come il merluzzo. Va bene anche surgelato

- 400gr di fagioli di Lima

- Un po' di prezzemolo, tritato

Preparazione

1. Preriscaldare il forno a 200 °C
2. Su un pezzo grande di carta da forno, aggiungere un po' d'olio
3. Disporre il pane sulla carta da forno e infornare per 10 minuti
4. Una volta cotto, mettere da parte
5. Aggiungere l'olio rimanente in una pirofila grande, riscaldare a fuoco medio
6. Aggiungere le cipolle e cuocere per circa 10 minuti
7. Aggiungere le scaglie di peperoncino e l'aglio e mescolare, cuocendo per un altro minuto
8. Aggiungere i pomodori e mescolare
9. Aggiungere il pesce e coprire la pirofila con un coperchio
10. Cuocere a fuoco lento per 10 minuti, poi togliere il coperchio
11. Aggiungere i fagioli di Lima e condire con sale e pepe
12. Continuare a cuocere finché il pesce è pronto e si è ammorbidito tutto
13. Aggiungere i pezzi di pane e servire con un po' di prezzemolo tritato

Chili Vegano

Porzioni - 4

Tempo di preparazione - 15 minuti

Tempo di cottura - 45 minuti

Macronutrienti per porzione:

Calorie 367

Carboidrati 48g

Grassi 10g

Proteine 12g

Ingredienti

- 3 cucchiai di olio extra vergine di oliva

- 2 patate dolci di medie dimensioni, a cubetti

- 2 cucchiaini di paprika, la versione affumicata è più adatta

- 2 cucchiaini di cumino macinato

- 1 cipolla grande, affettata

- 2 carote, affettate

- 2 gambi di sedano, affettati

- 2 spicchi di aglio, schiacciati e tritati

- 2 cucchiaini di chili in polvere, o anche meno se non piace il piccante

- 1 cucchiaino di origano essiccato

- 1 cucchiaio di passata di pomodoro

- 1 peperone rosso, a cubetti

- 800gr di pomodori pelati, affettati

- 400gr di fagioli neri

- 400gr di fagioli rossi

Preparazione

1. Preriscaldare il forno a 200 °C
2. Mettere 1.5 cucchiaio di olio d'oliva in una teglia
3. Aggiungere le patate dolci, insieme a metà della paprika e metà del cumino
4. Mescolare e condire con un po' di sale e pepe
5. Infornare per 25 minuti
6. Mettere il resto dell'olio in una padella grande e scaldare fuoco medio
7. Cuocere la cipolla, il sedano e le carote per circa 10 minuti
8. Aggiungere l'aglio e cuocere per un altro minuto
9. Aggiungere la passata di pomodoro e il resto delle spezie e mescolare tutto; cuocere per un altro minuto
10. Aggiungere i pomodori affettati e il peperone rosso, insieme a 200ml di acqua tiepida
11. Portare a ebollizione il chili, poi abbassare la temperature e cuocere a fuoco lento per 20 minuti

12.	Aggiungere i fagioli e mescolare; cuocere per altri 10 minuti

13.	Una volta che le patate dolci sono cotte, aggiungerle al chili e mescolare

14.	Aggiustare di sale e pepe e servire!

Insalata di Agrumi e Halloumi

Porzioni - 4

Tempo di preparazione - 5 minuti

Tempo di cottura - 15 minuti

Macronutrienti per porzione:

Calorie 338

Carboidrati 15g

Grassi 23g

Proteine 16g

Ingredienti

- 2 arance

- 1.5 cucchiaio di senape, meglio se integrale

- 1.5 cucchiaino di miele

- 3 cucchiai di olio di oliva più un cucchiaio extra per cucinare

- 1 cucchiaio di aceto di vino bianco

- 2 carote, pelate e tagliate a listarelle

- 225gr of halloumi, tagliato a fette

- Una manciata di spinaci novelli o crescione

Preparazione

1. Sbucciare le arance, dividerle a spicchi e metterli da parte, tenendo il succo in eccesso in una ciotola
2. Aggiungere senape, olio, aceto e miele e mescolare, condendo con un po' di sale se necessario
3. Aggiungere le carote
4. Aggiungere un po' d'olio in una padella di medie dimensioni e scaldare a fuoco medio
5. Cuocere l'halloumi su entrambi i lati per alcuni minuti, finché non diventa dorato
6. Nel frattempo, aggiungere gli spinaci o il crescione all'insalata e disporla su un piatto
7. Versare l'insalata sopra l'halloumi e aggiungere le arance

Zuppa di Pasta alla Bolognese

Porzioni - 4

Tempo di preparazione - 10 minuti

Tempo di cottura - 35 minuti

Macronutrienti per porzione:

Calorie 337

Carboidrati 35g

Grassi 9g

Proteine 24g

Ingredienti

- 2 cucchiaini di olio di oliva

- 3 cipolle, tritate finemente

- 2 carote, pelate e tritate finemente

- 2 gambi di sedano, tritati finemente

- 3 spicchi d'aglio, tritati finemente

- 250gr di bistecca magra o macinato di manzo

- 500gr di passata

- 1 cucchiaio di brodo vegetale

- 1 cucchiaino di paprika, affumicata va bene

- 4 rametti di timo, fresco

- 100mg di penne, integrali

- 45g di parmigiano, grattugiato finemente

Preparazione

1. Aggiungere l'olio in una padella grande e scaldare a fuoco medio
2. Aggiungere le cipolle e cuocere finché non diventano trasparenti
3. Aggiungere le carote, l'aglio e il sedano; cuocere per 5 minuti
4. Aggiungere il macinato, separandolo bene
5. Una volta che il macinato si è scurito, aggiungere il brodo, la passata di pomodoro e un 1 litro di acqua calda
6. Mescolare bene e poi aggiungere timo e paprika, mescolando di nuovo
7. Mettere un coperchio sulla padella e far cuocere a fuoco lento per 15 minuti
8. Aggiungere le penne e intanto mescolare; cuocere per altri 15 minuti
9. Aggiungere il formaggio e mescolare
10. Servire calda

Uova con Avocado e Fagioli Neri

Porzioni - 2

Tempo di preparazione - 5 minuti

Tempo di cottura - 5 minuti

Macronutrienti per porzione:

Calorie 356

Carboidrati 18g

Grassi 20g

Proteine 20g

Ingredienti

- 2 cucchiaini di olio di oliva

- 1 peperoncino rosso, affettato sottile

- 1 spicchio d'aglio, affettato

- 2 uova

- 400gr di fagioli neri

- 400gr di pomodori, se possibile ciliegino

- ¼ di cucchiaino di semi di cumino

- 1 avocado, tagliato a fette

- Un po' di coriandolo, tritato

Preparazione

1. Aggiungere l'olio in una padella grande e scaldare a temperatura medio-alta
2. Aggiungere l'aglio e il peperoncino e cuocere finché sono morbidi
3. Rompere attentamente le uova nella padella
4. Mentre le uova iniziano a cuocersi, aggiungere tutti i fagioli e i pomodori, mescolando attentamente
5. Aggiungere i semi di cumino
6. Dopo alcuni minuti, togliere la padella dal fuoco e aggiungere l'avocado e un po' di coriandolo
7. Servire ancora caldo!